だいわ文庫

# 食べてはいけない添加物 食べてもいい添加物

いまからでも間に合う安全な食べ方

渡辺雄二

JN282911

大和書房

# はじめに

## 「害はないだろう？」という推定

「駅弁を食べたら、お腹《なか》が痛くなった」「カップ麺《めん》を食べたら、下痢《げり》をした」「ポテトチップスを食べたら、気持ちが悪くなった」――こんな経験をもったことはありませんか？　それは、もしかすると食品添加物が原因しているのかもしれません。

スーパーやコンビニ、また、そのほかの店でも、溢《あふ》れんばかりに置かれた加工食品のほとんどに、多種多様の食品添加物が使われています。しかし、それらは人間の体への安全性が確認されたものではないのです。

お米や野菜や果物などは、これまで人間が長いあいだ食べつづけることによって、その安全性が確認されたものです。しかし、食品添加物はそうではありません。動物実験がおこなわれ、その結果から、人間にも「害はないだろう？」という推定のもとに使われているにすぎないのです。

しかし、動物実験では、添加物が人間におよぼす微妙な影響はわかりません。たとえば、胃部不快感。つまり、食品を食べて、胃が重苦しくなったり、張るように感じたり、気持ちが悪くなったり、痛みを感じたり。こういう添加物によっておこる微妙な症状は動物実験だけではわかりません。口内《こうない》や食道、腸《ちょう》などにあらわれる微妙な症状も同様です。

また、吸収された添加物が、アレルギーをおこさないか、ホルモンを攪乱《かくらん》しないかなども、動物実験ではなかなかわかりません。動物を使って調べる内容は、急性の中毒や死亡、発ガン、臓器の異常など、かなりはっきりした症状だからです。

しかし、私たちにとっては、添加物の微妙な影響こそが重要なのです。毎日食事のたびに、胃が重苦しくなったり、鈍痛《どんつう》がしたり、気分が悪くなったのではたまりません。ところが、実際には食品添加物によって、こうした悪影響をうけている可能性が高いのです。

私の場合、添加物の多いサンドイッチや弁当などを食べると、口の中が刺激され、べたつくように感じ、また胃の粘膜《ねんまく》が刺激されて荒れた感じになります。ときには、胃が痛くなったり、下痢をすることもあります。添加物を使っていないパンや手作りの弁当を食べたときには、こうした影響をうけることはありません。

私ばかりでなく、周囲でも同じような訴えをする人は何人もいます。おそらく自分でも気づかないうちに、こうした添加物の悪影響をうけている人は多いのではないでしょうか？

## 「食べてはいけない」添加物、「食べてもいい」添加物

いまや添加物の数は790品目をこえています。そして、それらがありとあらゆる加工食品に無節操《むせっそう》に使われています。そのため、日本の大人は、1年間におもな添加物だけでもなんと7・68kgもとっています。しかも、その中には、動物実験によって、発ガン性やその疑いがある、中毒死をおこす、お腹の子どもに悪影響をもたらすなど、明らかに危険なもの、すなわち「食べてはいけない」添加物が少なくないのです。

しかし、それらが使用禁止になると、困る食品企業がたくさんあります。そこで、厚生労働省は、制限をいろいろもうけて使用を認めているのです。しかし、その制限が本当に守られているのかわかりませんし、守られていたとしても、人間にまったく

害がないのかはわかりません。人体実験をおこなうことはできないからです。結局、「害はないだろう?」という推定のもとに使われつづけているのです。

さらに、はっきり「危険」とまではいえないものの、安全ともいいがたい添加物がたくさんあります。

また、一つの食品にはふつう複数の添加物が使われますが、それらが合わさった場合の影響は調べられていません。添加物どうしが反応して、毒性の強いものに変化することもありますが、そうした毒性も、まったくといっていいほど調べられていません。こうした状況のなかでは、できるだけ添加物はとらないようにしたほうがよいのです。

でも、「そんなことしたら、食べるものがなくなってしまう」と反論する人もいるでしょう。実際、添加物をふくむ食品を避けたら、食べるものがほとんどなくなってしまいます。

そこで、できるだけ安全性の高い、すなわち「食べてもいい」添加物が使われている食品を買う、という現実的な選択をせざるをえません。たとえば、ビタミンCやE。これらはもともと食品にふくまれていて、動物実験の結果では、毒性はほとんど見られません。そうした添加物をふくむ食品をできるだけ選ぶようにするわけです。

食品をおいしく感じるのは、体にとって必要な栄養がふくまれているからです。風邪《かぜ》をひいたときは、みかんやいちごがとてもおいしく感じられるでしょう。ビタミンCを消耗《しょうもう》しているので、それをふくむ食品がとりわけおいしいのです。

大半の添加物は、栄養にはなりません。したがって、添加物の多い食品は、おいしくないものが多いのです。この点でも、添加物の少ない食品がベターです。

最近、体調不良を訴える人がふえています。体がすっきりしない、だるい、疲れやすい、生理不順などなど。もしかすると、添加物によって体のシステムが乱れているからかもしれません。そんな人は、ぜひ『食べてもいい』添加物または無添加の食品」を食べるようにこころがけてください。

渡辺雄二《わたなべゆうじ》

◉目次

## Ⅱ　「食べてはいけない」と「食べてもいい」間の添加物の食品　61

## Ⅲ　「食べてもいい」添加物および無添加の食品　107

## Ⅳ　食品添加物早わかりリスト（五十音順）　141

## Ⅴ　食品添加物の基礎の基礎知識　251

# 食べてはいけない添加物　食べてもいい添加物

## いまからでも間に合う安全な食べ方

# Ⅰ 「食べてはいけない」添加物の食品

■Ⅰ〜Ⅲ章の見方

＊以下は食品添加物を使った食品を、添加物の危険度別に分けて、五十音順に解説しています。

＊下段には、見出し項目の食品によく使用される添加物を、危険度マーク、添加物名、〔用途名／合成添加物か天然添加物か〕の順に記載しています（一部、危険度マークのついていないものもあります）。

＊**危険度マーク**は次のとおりです。

✹＝「食べてはいけない」添加物。発ガン性やその疑いが強い、催奇《さいき》形《けい》性（先天性障害をもたらす毒性）やその疑いが強い、急性毒性や慢性《まんせい》毒性が強い、発ガン物質に変化するものなど。

❋＝「食べてはいけない」と「食べてもいい」間の添加物。発ガン性などのはっきりした毒性は見られないが、安全とまではいえないもの。

○＝「食べてもいい」添加物。もともと食品にふくまれていて、動物実験でも毒性がほとんど見られず、安全と判断されるもの。

# 甘納豆

子どもからお年寄りまで、「甘くて、おいしい」と人気のある甘納豆ですが、残念ながら、食べるのをためらう添加物が使われています。漂白剤の次《じ》亜硫酸《ありゅうさん》Na（ナトリウム）です。金時《きんとき》豆や白花豆《はなまめ》など薄い色の豆を、白くきれいにするために使われているのです。

漂白剤はすべて毒性が強く、動物実験の結果から、次亜硫酸Naはビタミン$B_1$の欠乏を引き起こし、その影響で体の成長が悪くなる心配があります。また、胃や腸を刺激して粘膜《ねんまく》を荒らしたり、下痢《げり》を引き起こす心配もあります。私の場合、次亜硫酸Naが添加された食品を食べると、胃がシクシクして、重苦しい感じになります。ただし、小豆《あずき》やえんどう豆などの色の濃い甘納豆には、漂白剤は使われていませんのでご安心を。甘納豆が好きな人は、こうした製品を選んだほうがよいでしょう。

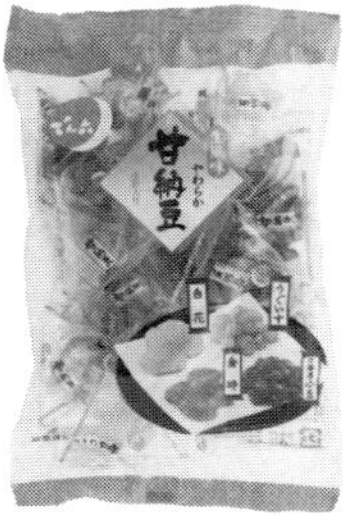


**✹次亜硫酸Na（ナトリウム）**〔漂白剤／合成〕、**▒重曹（炭酸水素ナトリウム）**〔pH調整剤／合成〕、**◯ソルビット（ソルビトール）**〔甘味料／合成〕

# アミノ酸飲料

かつて大ブームになったアミノ酸飲料。「アミノ酸が手軽にとれる」と、いまも根強い人気があります。しかし、これらを飲んでも、実はほとんどアミノ酸を補給することはできないのです。体重50kgの人の場合、1日に約50gのアミノ酸が必要です。しかし、アミノ酸飲料にふくまれるアミノ酸は、せいぜい1〜4g。とても足りないのです。

しかも、甘味《かんみ》料のスクラロースや酸味料、香料などが添加されています。スクラロースは、有機塩素化合物の一種で、自然界にはまったく存在しません。体の中でも分解されにくく、ホルモンや免疫《めんえき》を撹乱《かくらん》する可能性がないとはいえません。動物実験でも、害をもたらすというデータがあります。また、甘味料のアスパルテームをふくむ製品もあります。アスパルテームは、脳腫瘍《のうしゅよう》や白血病などをおこす可能性が指摘されています。

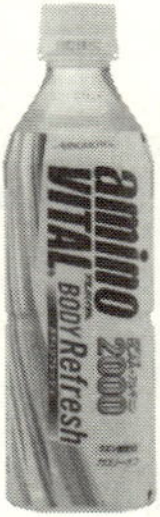


**✷スクラロース**〔甘味料／合成〕、**✷アスパルテーム・L-フェニルアラニン化合物**〔甘味料／合成〕、**✷酸味料**〔合成〕、**✷香料**〔合成〕

# いくら・筋子《すじこ》

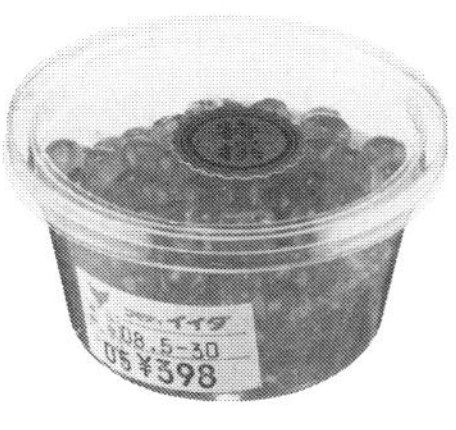


「いくらのお寿司が大好き」という人はとても多いでしょう。しかし、いくらが黒ずむのを防ぐ目的で発色剤の亜硝酸《あしょうさん》Na（ナトリウム）が使われています。筋子《すじこ》も同様です。筋子はさらに、タール色素の赤102や黄4などで色づけされることもあります。いくらや筋子には、アミンという物質がたくさんふくまれているのですが、それが亜硝酸Naと反応すると、発ガン物質のニトロソアミンができる可能性があります。そのため、亜硝酸Naの添加量はきびしく制限されています。

いくらの場合、最近では亜硝酸Naが添加されていない製品もふえています。「亜硝酸Na」の表示がなく、添加したものに比べると色があざやかでないので、だいたいわかります。ただ、お寿司屋さんで使われているいくらに亜硝酸Naが使われているかどうかは、なかなかわかりにくいですね。

**亜硝酸Na（ナトリウム）**〔発色剤／合成〕、**赤102（赤色102号）**〔着色料／合成〕、**黄4（黄色4号）**〔着色料／合成〕、○**ビタミンC**〔酸化防止剤／合成〕

# インスタントラーメン

「体に悪そう」と誰もが思っているはず。かんすい、調味料（アミノ酸等）、カラメル色素、香料、酸味料、増粘《ぞうねん》多糖類《とうるい》、乳化剤、酸化防止剤（ビタミンE）、炭酸カルシウムなど添加物のオンパレードです。

かんすいはラーメン独特のにおいや色を出すために麺《めん》に添加されます。炭酸カリウムや炭酸ナトリウムなどを混ぜ合わせたもので、麺を食べた際に口の中に違和感を覚えたり、胸焼けをおこすことがあります。調味料はL－グルタミン酸Na（「味の素」の主成分）をメインにしていて、大量にとると、人によっては顔から腕にかけて熱くなったり、しびれを感じることが。カラメル色素はデンプンなどを加熱して作った茶色の色素で、細菌《さいきん》の遺伝子を突然変異させるものがあります。香料や増粘多糖類（樹皮などから抽出《ちゅうしゅつ》された粘性《ねんせい》物質）の中には、毒性のあるものが。〝食荒廃《こうはい》〟の元凶《げんきょう》！

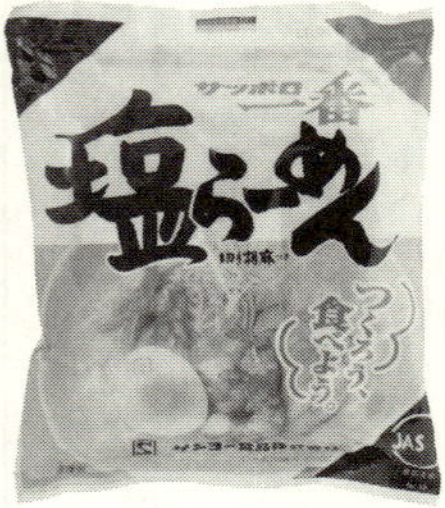


**かんすい**〔合成〕、**調味料（アミノ酸等）**〔合成〕、**カラメル色素**〔着色料／天然〕、**クチナシ色素**〔着色料／天然〕、**香料**〔合成〕、**増粘多糖類**〔増粘安定剤／天然〕、**乳化剤**〔合成〕、**酸味料**〔合成〕、○**炭酸カルシウム**〔栄養強化剤／合成〕、○**ビタミン$B_2$**〔栄養強化剤・着色料／合成〕、○**ビタミンE**〔酸化防止剤／合成〕

# ウィンナーソーセージ

卵焼きに真っ赤なウィンナー。子どもたちの大好きなお弁当のおかずです。しかし、「あんなに真っ赤で、大丈夫なの？」という不安の声も。この不安は当たっているのです。真っ赤なウィンナーには、タール色素の赤3が使われています。タール色素とは、コールタールを原料に作られた合成の色素で、いまは石油製品から化学合成されています。どのタール色素も、「発ガン性があるのでは？」という疑いがもたれていて、とくに赤3は甲状腺《こうじょうせん》に腫瘍《しゅよう》の発生が心配されています。

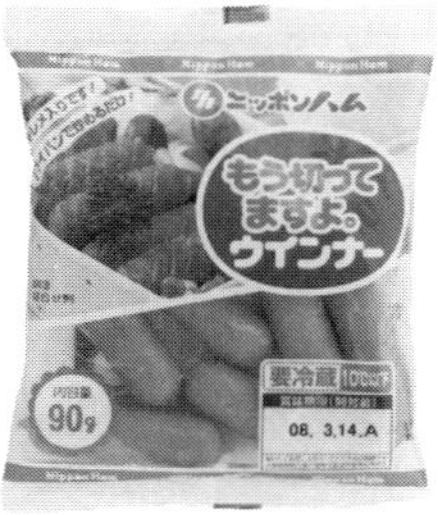


またウィンナーには、いくら、筋子と同様に発色剤の亜硝酸《あしょうさん》Naが使われているため、肉にふくまれるアミンと反応して、発ガン物質のニトロソアミンができる危険性があります。着色料や亜硝酸Naを使っていない製品もありますので、そちらを買うようにしてください。ただし、赤くはありませんよ。

**亜硝酸Na（ナトリウム）**〔発色剤／合成〕、**赤3（赤色3号）**〔着色料／合成〕、**アナトー色素**〔着色料／天然〕、**調味料（有機酸等）**〔合成〕、**カゼインNa（ナトリウム）**〔糊料／合成〕、**リン酸塩（Na）**〔結着剤／合成〕、**pH調整剤**〔合成〕、○**ビタミンC**〔酸化防止剤／合成〕

# うめぼし

「体にいい」と人気のあるうめぼしですが、「体によくない」製品も少なくありません。タール色素の赤１０２が添加されているからです。赤１０２はとても分解されにくい化学物質で、人によってはジンマシンをおこすことがあります。また、消化管から吸収されて全身に回り、ホルモンや免疫などのシステムを攪乱したり、遺伝子に影響したりする点も心配されます。

このほかにも、甘味料のステビア、酸味料、調味料（アミノ酸等）、香料などが添加されています。ステビアは、南米原産の植物から抽出された甘味成分。動物のオスの精巣《せいそう》に悪影響をあたえる可能性があるという理由で、ＥＵ（欧州連合）委員会では使用を認めていません。シンガポールや香港《ホンコン》でも使用禁止になっています。無添加の製品もあるので、そちらを買うようにしてください。

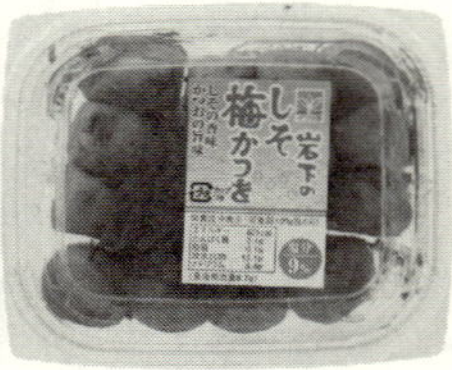

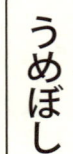


**赤102（赤色102号）**〔着色料／合成〕、**ステビア**〔甘味料／天然〕、**酸味料**〔合成〕、**調味料（アミノ酸等）**〔合成〕、**香料**〔合成〕

# 栄養ドリンク

「今日も頑張ろう！」と、栄養ドリンクをグビッと飲んでいる人も多いでしょう。しかし、気になることがあります。保存料の安息香酸《あんそくこうさん》Na（ナトリウム）をふくんだ製品が多いことです。栄養ドリンクは、食品に分類されるものと、医薬品や医薬部外品に分類されるものがありますが、いずれにも安息香酸Naが使われているのです。

安息香酸Naは毒性が強く、ネズミに一定量をあたえると、ケイレンや尿失禁《にょうしっきん》などをおこして死んでしまいます。もちろん栄養ドリンクに添加されている量は微量なので、飲んでもすぐに具合が悪くなることはありません。しかし、飲みつづけた場合、胃や腸などの粘膜への影響が心配されるのです。そもそも栄養ドリンクが本当に効くのかあやしいものです。ふくまれるカフェインによる覚醒《かくせい》作用を勘違いしているだけかもしれません。

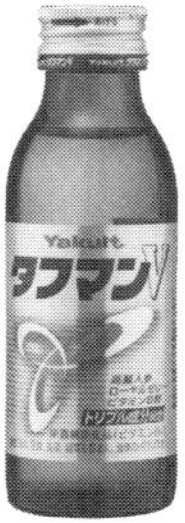


**安息香酸Na（ナトリウム）**〔保存料／合成〕、**カフェイン**〔苦味料／天然〕、**香料**〔合成〕、○**イノシトール**〔栄養強化剤／天然〕

# 駅弁

　地方に行ったときに私がいちばん困るのは、駅弁が食べられないことです。どこの駅弁にも、危険性の高い添加物がいっぱいだからです。駅弁は、駅の売店に常温で陳列されていますが、ご飯もおかずも、すべて時間がたてば腐《くさ》るもの。それを防ぐために、保存料のソルビン酸やソルビン酸K（カリウム）が使われています。おかずの野菜を白く見せるために毒性の強い漂白剤も使われます。また、ハムやウィンナー、たらこなどには亜硝酸《あしょうさん》Naが。さらに調味料（アミノ酸等）もタップリ。このほか、pH《ペーハー》調整剤、酸味料、着色料、増粘多《ぞうねんた》糖類《とうるい》などなど。まさに添加物のオンパレードです。

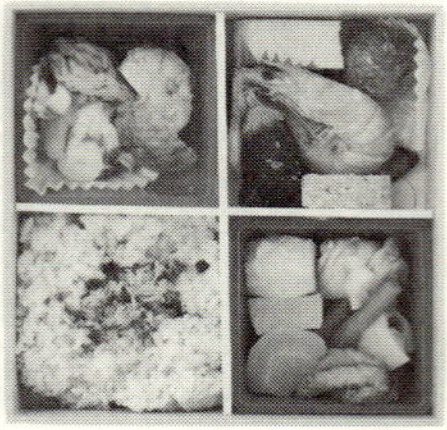

　私はこれまで駅弁を食べて、何度も腹痛や下痢、胃部不快感におそわれているので、とうとう怖くて食べられなくなってしまいました。同じような経験をおもちの方も多いのでは？

**ソルビン酸**〔保存料／合成〕、**ソルビン酸K（カリウム）**〔保存料／合成〕、**亜硫酸塩**〔漂白剤／合成〕、**二酸化硫黄**〔漂白剤／合成〕、**亜硝酸Na（ナトリウム）**〔発色剤／合成〕、**調味料（アミノ酸等）**〔合成〕、**pH調整剤**〔合成〕、**酸味料**〔合成〕、**増粘多糖類**〔増粘安定剤／天然〕、**カラメル色素**〔着色料／天然〕、**コチニール色素**〔着色料／天然〕、**ステビア**〔甘味料／天然〕

# オレンジ・レモン

スーパーで売られているオレンジやレモンは、アメリカや南アフリカなどから船で数週間かけて運ばれてきます。その途中でカビが生えたり、腐るのを防ぐために防カビ剤のＯＰＰ、ＯＰＰ－Na、ＴＢＺ、イマザリル、ジフェニルが使われています。

しかし、ＯＰＰやＯＰＰ－Naには動物実験で発ガン性のあることが、また、ＴＢＺには、同じく催奇《さいき》形《けい》性（お腹《なか》の子どもに先天性障害をおこす毒性）のあることがわかっています。「じゃあ、とくに妊婦は食べないほうがいいね」と思う人も多いはず。実はそのとおりなのです。

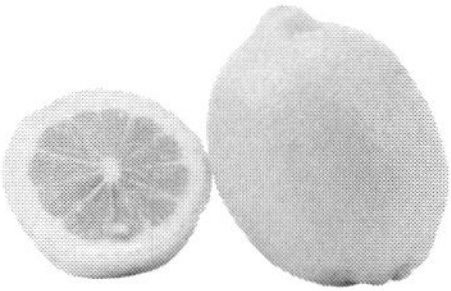

イマザリルも、動物実験で、神経行動毒性があることや、肝臓《かんぞう》に悪影響があることがわかっています。これらの防カビ剤は、皮だけでなく、果肉からも見つかっています。国産のレモンやオレンジには使われていません。

**✹OPP（オルトフェニルフェノール）**〔防カビ剤／合成〕、**✹OPP-Na（オルトフェニルフェノール‐ナトリウム）**〔防カビ剤／合成〕、**✹TBZ（チアベンダゾール）**〔防カビ剤／合成〕、**✹イマザリル**〔防カビ剤／合成〕、**✹ジフェニル（DP）**〔防カビ剤／合成〕

# 化学調味料

最近、「味の素」のテレビCMがひんぱんに流れています。「味の素」の97・5％は、L-グルタミン酸Na（ナトリウム）。つまり、添加物そのものなのです。L-グルタミン酸Naは、「調味料（アミノ酸等）」の表示で、おびただしい数の食品に使われています。さらに「味の素」を買わせて、日本人をいっそう〝L-グルタミン酸Naづけ〟にしようという魂胆《こんたん》なのでしょうか。

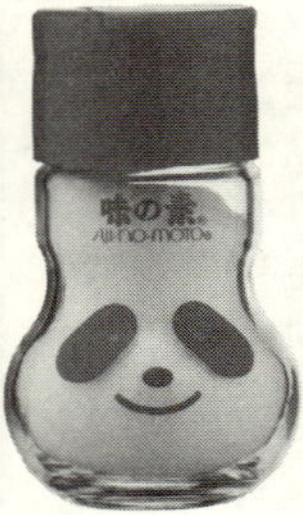


L-グルタミン酸Naを、一度に大量にとると、敏感な人の場合、中華料理店症候群になることがあります。顔から腕にかけて熱さやしびれを感じたり、全身がだるくなる症状です。ですから、「味の素」を漬物や卵などにタップリかけるのは、やめてください。また、L-グルタミン酸Naには、高血圧の原因となるNa（食塩の成分）がふくまれています。「味の素」によって、本来の食品の味がわからない人がふえているのも問題です。

**L-グルタミン酸Na（ナトリウム）**〔調味料／合成〕、○**5′-リボヌクレオタイドNa**〔調味料／合成〕

# 菓子パン

「菓子パンを食事がわりに食べている」という人も多いと思いますが、クリームパンやピーナッツバターパンには、保存料のソルビン酸Kやソルビン酸が使われているので、注意してください。中のクリームやピーナッツバターの保存のために添加されているのです。ソルビン酸Kは、細菌の遺伝子を突然変異させることがわかっていて、人間の細胞をも突然変異させる心配があります。また、ソルビン酸を落花《らっか》生油《せいゆ》または水に溶かしてラットに注射した実験では、注射したところにガンが発生しました。

このほか、ハムやウィンナーソーセージをはさんだ調理パンもあります。これらには、毒性の強い発色剤の亜硝酸《あしょうさん》Naが使われています。ただし、あんパンやメロンパンなどは、保存料や危険性の高い添加物は使われていません。菓子パンがどうしても食べたいときには、それらを買うようにしてください。

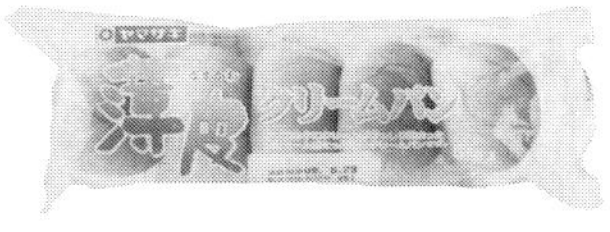

**ソルビン酸K（カリウム）**〔保存料／合成〕、**ソルビン酸**〔保存料／合成〕、**イーストフード**〔合成〕、**乳化剤**〔合成〕、○**ビタミンC（V.C）**〔小麦粉改良剤／合成〕、**酸味料**〔合成〕、**香料**〔合成〕、**増粘多糖類**〔増粘安定剤／天然〕、**カロチン色素**〔着色料／天然〕

# かずのこ

スーパーに並んでいるかずのこは、ずいぶんきれいな薄《うす》黄色をしていると思いませんか？　実は過《か》酸化《さんか》水素《すいそ》で漂白してあるのです。「過酸化水素？　どこかで聞いた名だな」と思う人も多いはず。そう、消毒薬のオキシドールの成分です。こんな身近な過酸化水素ですが、動物実験で発ガン性があることがわかっています。そのため、かずのこに使う場合、「残ってはいけない」という条件がついています。

しかし、本当に残っていないのか不安を感じます。以前、スーパーやデパートで売られていたかずのこを調べたことがあるのですが、半数から微量の過酸化水素が見つかりました。私は化学物質にひじょうに敏感で、過酸化水素が残っていれば変な味がするのでだいだいわかります。先日、都内の和食店で食べたかずのこには残っていました。間違いありません。

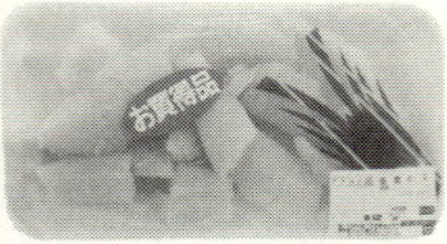


✸**過酸化水素**〔漂白剤／合成〕

# カット野菜・サラダ

コンビニやスーパーには、袋に入ったカット野菜やパック入りサラダが売られています。「生野菜が簡単にとれるから」ということで、買っている人も多いでしょう。しかし、なぜ切り口が茶色く変色しないのか、なぜ日持ちがよいのか、不思議に思いませんか？　それは、カットした野菜を、殺菌料の次《じ》亜《あ》塩《えん》素《そ》酸《さん》Na（ナトリウム）を溶かした水に浸《つ》けて、ジャブジャブ消毒しているからなのです。

次亜塩素酸Naは、家庭用のカビ取り剤や漂白剤の主成分です。ひじょうに毒性が強く、殺菌力や漂白力も強いのです。そのため野菜についた細菌を殺して日持ちをよくし、切り口が変色するのを防ぎます。ただし、分解されやすく、食品に残らないという理由で表示されません。しかし、洗浄が不十分だと残ることがあります。塩素のようなにおいや味がしたら、食べるのをやめてください。

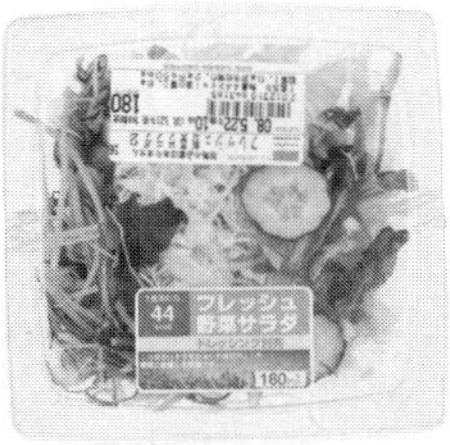


**✹次亜塩素酸Na（ナトリウム）**〔殺菌料／合成〕

# カップ麺《めん》

なぜか、「あの味がむしょうに食べたくなる！」という人が多いカップ麺《めん》。しかし、添加物だらけなのです。油の酸化も心配されます。カップ麺には、「合成保存料、合成着色料は使用しておりません」と表示された製品があります。たしかにそうなのですが、かんすいや調味料（アミノ酸等）、増粘多糖類《ぞうねんたとうるい》、カラメル色素、カロチン色素など多くの添加物が使われています。調味料はＬ-グルタミン酸Naを中心に配合されていますが、これを大量にとると、人によっては顔から腕にかけて熱くなったり、しびれを感じることがあります。

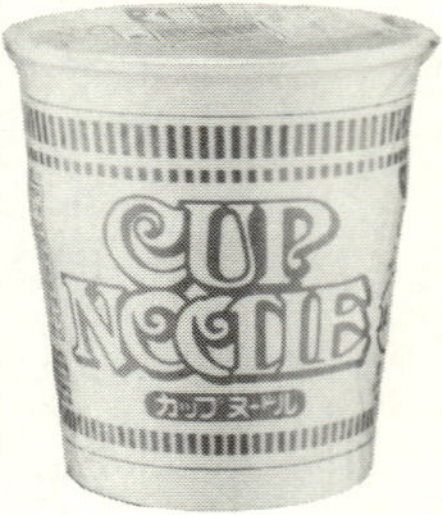


揚《あ》げ麺の場合、酸化して有害な過酸化脂質《かさんかししつ》ができることがあり、それに敏感な人は下痢《げり》をおこします。また、容器の多くは発泡《はっぽう》スチロールですが、お湯を入れると、ごく微量ですが発ガン物質が溶け出すという問題もあります。

**かんすい**〔合成〕、**調味料（アミノ酸等）**〔合成〕、**増粘多糖類**〔増粘安定剤／天然〕、**カラメル色素**〔着色料／天然〕、**カロチン色素**〔着色料／天然〕、○**パプリカ色素**〔着色料／天然〕、○**ビタミンE**〔酸化防止剤／合成〕、○**炭酸Ca（カルシウム）**〔栄養強化剤／合成〕、○**ビタミン$B_2$**〔栄養強化剤・着色料／合成〕

# かに缶

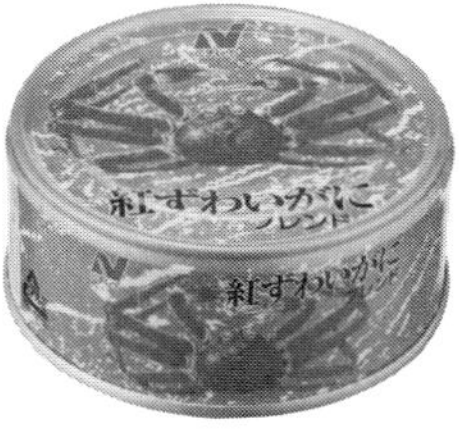


「かにが大好き！」という日本人はとても多く、かにの缶詰もいろいろ売られています。しかし、原材料名をよく見ると、酸化防止剤（亜《あ》硫酸塩《りゅうさんえん》）と書かれています。これは、かにの肉が酸素と結びついて（これを酸化といいます）、変質してしまうのを防ぐために使われているのです。亜硫酸塩はいくつか種類がありますが、いずれも毒性が強く、ビタミン$B_1$の欠乏や肝臓への悪影響が心配されるので、避けるようにしてください。

かに缶には、調味料（アミノ酸等）やリン酸塩（Na）、増粘《ぞうねん》剤のキサンタンガムなども添加されています。リン酸塩（Na）は多くの食品に使われていて、たくさんとると骨がもろくなる心配があります。増粘剤は、トロミをつけるためのもの。かには缶詰よりも、そのまま塩ゆでしたもののほうが安全だし、おいしいですよ。

**亜硫酸塩**〔酸化防止剤／合成〕、**調味料（アミノ酸等）**〔合成〕、**リン酸塩（Na）**〔製造用剤／合成〕、○**キサンタンガム**〔増粘剤／天然〕

# かまぼこ・なると

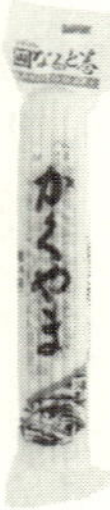

「あの真っ赤な色は不気味だ！」――かまぼこのまわりやなるとの渦《うず》の赤を見て、こう感じる人は多いはず。その感性は正しいのです。真っ赤なのは、タール色素の赤3が添加されているからです。赤3は、動物実験で、甲状腺《こうじょうせん》の腫瘍《しゅよう》を増加させることがわかっています。また、細胞の遺伝子（DNA）の修復をさまたげることもわかっています。

製品によっては、保存料のソルビン酸K（カリウム）が添加されています。細菌《さいきん》やカビがふえるのを防ぐ保存料は、胃や腸などを刺激する心配があります。さらにソルビン酸Kの場合、細菌の遺伝子を突然変異させることがわかっているので、人間の細胞も突然変異させるのではないか、と不安を感じます。最近では、タール色素や保存料を使っていない製品もふえているので、そちらを買うようにしてください。

✹**赤３（赤色３号）**〔着色料／合成〕、✹**ソルビン酸K（カリウム）**〔保存料／合成〕、✺**調味料（アミノ酸等）**〔合成〕、○**炭酸Ca（カルシウム）**〔製造用剤／合成〕

# ガム

ガムの中には、甘味《かんみ》料のアスパルテーム・L‐フェニルアラニン化合物を使った製品が数多くあります。カロリーが少ないので、ダイエット甘味料として使われているのです。しかしアメリカでは、アスパルテームについてずっと安全性論争が続いていて、脳腫瘍《のうしゅよう》を引き起こす可能性があるという指摘があります。また、最近では、白血病やリンパ腫《しゅ》をおこすという動物実験の結果も発表されています。ですから、できるだけ避けたほうがよいのです。

それからガムには、ひじょうに強烈《きょうれつ》な香料が使われています。電車の中などで、「なんて臭《くさ》いんだろう！」と感じたことのある人も多いはず。香料は、どんなに多くの添加物を混ぜて使っても、「香料」としか表示されません。中には毒性の強いものがあるので、不安を感じます。ガムベースが必ず使われ、さらに軟化剤を使った製品も少なくありません。

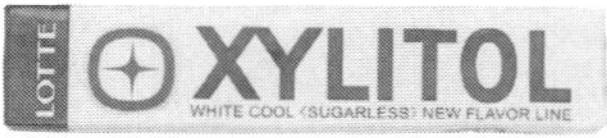


✹**アスパルテーム・L-フェニルアラニン化合物**〔甘味料／合成〕、✹**ガムベース**〔合成〕、✹**香料**〔合成〕、✹**アラビアガム**〔増粘剤／天然〕、✹**光沢剤**〔天然〕、✹**フクロノリ抽出物**〔増粘剤／天然〕、◯**リン酸一水素カルシウム**〔ガムベース／合成〕、✹**軟化剤**〔合成〕、◯**キシリトール**〔甘味料／合成〕、◯**ヘスペリジン**〔栄養強化剤／天然〕

# 魚肉ソーセージ

たらやほっけなどの魚肉を使った魚肉ソーセージ。「昔、よく食べていた」という年配の人も多いと思います。魚肉は、豚肉や牛肉と違って黒ずみにくいため、発色剤の亜硝酸《あしょうさん》Naは使われていません。しかし、淡《あわ》い赤色を出すために、タール色素の赤１０６が使われています。赤１０６は、動物実験では肝臓《かんぞう》に多く集まり、胆汁《たんじゅう》に濃縮されるので、それらの臓器への影響が心配されます。また、細菌を突然変異させたり、染色体を切断することがわかっています。これは人間の細胞の遺伝子に作用して、ガン化させる可能性があるということです。

また、魚肉ソーセージには、保存料のソルビン酸が添加された製品があります。ソルビン酸は、微量で細菌がふえるのをおさえる作用があり、人間の胃や腸の細胞への影響が心配されます。タール色素や保存料の使われていない製品を買ってください。

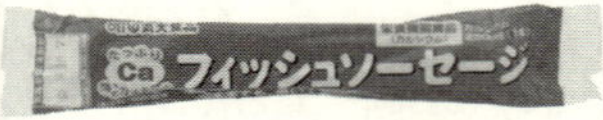


✹**赤106（赤色106号）**〔着色料／合成〕、✹**ソルビン酸**〔保存料／合成〕、✹**調味料（アミノ酸等）**〔合成〕、○**貝Ca（カルシウム）**〔栄養強化剤／天然〕

## グリンピース缶

生《なま》のグリンピースを見たことがありますか？　くすんだような薄い緑色をしています。ところが、素材缶のグリンピースはあざやかな濃い緑色。「どうしてこんなに違うの？」と、首をかしげたくなります。そのあざやかな緑は、タール色素の黄4と青1によるものなのです。この組み合わせは、ソーダ水などにも使われています。

黄4をふくむえさを動物に食べさせた実験では、体重が減って、下《げ》痢《り》や胃炎《いえん》が見られました。人間にジンマシンをおこすことも知られています。また、青1を溶かした水を動物に注射した実験では、高い割合でガンが発生しました。注射での実験なので、青1が添加されたものを食べた場合に、同じことがおこるかはわかりませんが、気になる実験結果ではあります。こうしたタール色素をふくむ製品は避けるようにしてください。

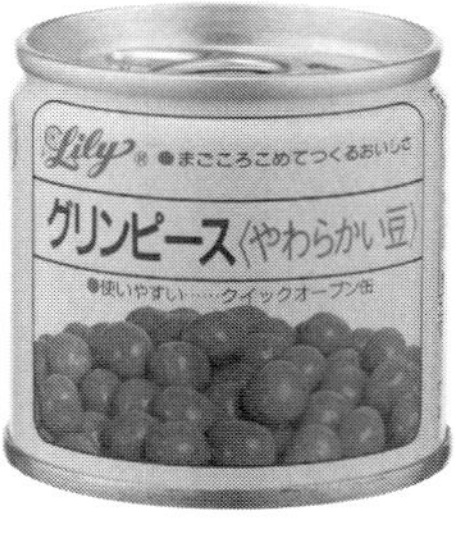


**✸黄4（黄色4号）**〔着色料／合成〕、**✸青1（青色1号）**〔着色料／合成〕、〇**塩化Ca（カルシウム）**〔栄養強化剤／合成〕

# グレープフルーツ

グレープフルーツは、アメリカや南アフリカ、イスラエルなどから、船で何週間もかけて日本に運ばれてきます。その間、カビが生えたり、腐《くさ》ったりします。それを防ぐために使われるのが防カビ剤です。防カビ剤は、5品目の使用が認められていますが、どれも毒性が強いものばかり。

グレープフルーツによく使われるOPPやOPP-Naは、動物実験で、発ガン性のあることがはっきりわかっています。しかし、厚生労働省は、使用を禁止しようとしません。禁止すると、アメリカが日本にグレープフルーツを輸出できなくなるからです。「国民の健康より、アメリカが大切なの?」といいたくなりますが、これが現実なのです。OPPやOPP-Naは、皮ばかりでなく、果肉にもふくまれることがわかっています。

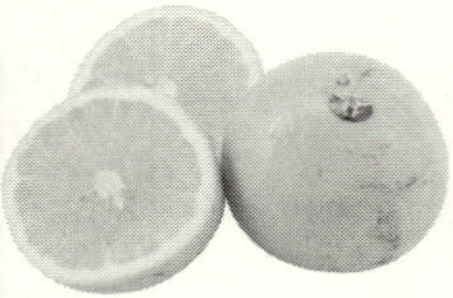

**✸OPP(オルトフェニルフェノール)**〔防カビ剤/合成〕、**✸OPP-Na(オルトフェニルフェノール-ナトリウム)**〔防カビ剤/合成〕、**✸TBZ(チアベンダゾール)**〔防カビ剤/合成〕、**✸イマザリル**〔防カビ剤/合成〕、**✸ジフェニル(DP)**〔防カビ剤/合成〕

# コーラ

　コーラの中でも人気の高いダイエットタイプのコーラ。しかし、「食べてはいけない」添加物がたくさん使われています。保存料の安《あん》息香酸《そくこうさん》Na（ナトリウム）、甘味《かんみ》料のアスパルテームやスクラロース。そして、苦味《くみ》料のカフェイン。

　安息香酸Naは毒性が強く、ネズミに一定量をあたえると、ケイレンや尿失禁などをおこして、死んでしまいます。アスパルテームは、脳《のう》腫瘍《しゅよう》をおこす可能性があるとの指摘があり、また、動物実験では白血病をおこす疑いがもたれています。スクラロースは、新しく認可された合成甘味料で、脾臓《ひぞう》などへの影響が心配されます。カフェインは、神経を刺激するので子どもには好ましくありません。ふつうのコーラにも、カフェイン、酸味料、香料、カラメル色素が添加されています。こちらも飲まないほうがよいでしょう。とくにお子さんは。

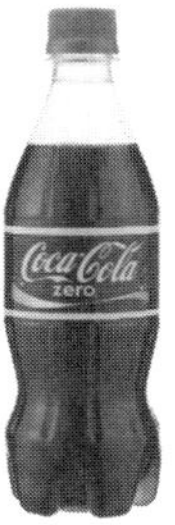


**安息香酸Na（ナトリウム）**〔保存料／合成〕、**アスパルテーム・L-フェニルアラニン化合物**〔甘味料／合成〕、**スクラロース**〔甘味料／合成〕、**カフェイン**〔苦味料／天然〕、**カラメル色素**〔着色料／天然〕、**酸味料**〔合成〕、**香料**〔合成〕

※本書などがきっかけで、日本コカ・コーラは２００９年2月より、安息香酸Naを使わないタイプの「コカ・コーラ ゼロ」をリニューアル発売しました。

# コンビニおにぎり

「コンビニのおにぎりはおいしい」という声をよく聞きます。しかし、おすすめできない製品が多いのです。人気の高い明太子《めんたいこ》やたらこのおにぎりには、発色剤の亜硝酸《あしょうさん》Na（ナトリウム）が使われています。明太子やたらこが黒ずむのを防ぐためです。亜硝酸Naは毒性が強く、さらに魚卵《ぎょらん》に多くふくまれるアミンという物質と結びついて、ニトロソアミンという強い発ガン物質に変化します。とくに胃の中でニトロソアミンができやすいことがわかっています。

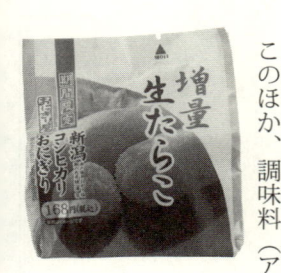

このほか、調味料（アミノ酸等）、pH調整剤、着色料なども使われています。これらの添加物によって胃の粘《ねん》膜《まく》が荒れたところに、ニトロソアミンができて作用すれば、細胞がガン化する確率は確実に上がるでしょう。もしどうしてもコンビニのおにぎりが食べたいときは、鮭《さけ》おにぎりなど添加物の少ないものを！

✸**亜硝酸Na（ナトリウム）**〔発色剤／合成〕、✸**pH調整剤**〔合成〕、✸**調味料（アミノ酸等）**〔合成〕、✸**調味料（有機酸等）**〔合成〕、✸**グリシン**〔調味料／合成〕、✸**香料**〔合成〕、✸**増粘多糖類**〔増粘安定剤／天然〕、✸**ステビア**〔甘味料／天然〕、✸**酵素**〔天然〕、○**ビタミンC**〔酸化防止剤／合成〕、○**酒精**〔一般飲食物添加物〕

# コンビニパスタ

コンビニにはいろいろな味のパスタが売られていますが、メインになっているのは、明太子を使ったパスタです。「あのピリッとした辛《から》さが好き」という人が多いからでしょう。しかし、明太子やたらこには、発色剤の亜硝酸Naが添加されています。亜硝酸Naは毒性が強く、魚卵に多くふくまれるアミンという物質と結びついて、ニトロソアミンという強い発ガン物質に変化します。ウィンナーやベーコン、チョリソーを使ったパスタも多く、それらにも亜硝酸Naが添加されています。

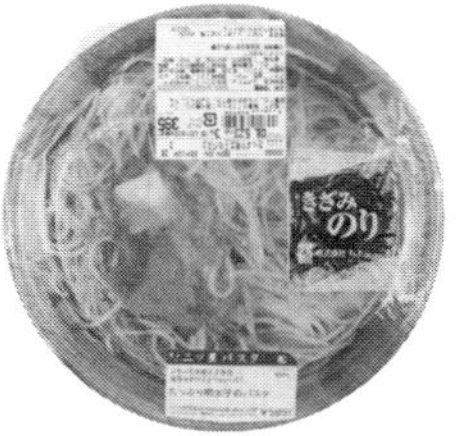

このほか、調味料（アミノ酸等）、pH調整剤、乳化剤、増粘多糖類《ぞうねんたとうるい》なども使われています。これらは具体名が表示されていないので、何が使われているのかわからず、不安です。また、一度に数多くの添加物をとることになるので、胃や腸の粘膜《ねんまく》が荒れることが心配されます。

✹**亜硝酸Na（ナトリウム）**〔発色剤／合成〕、✹**pH調整剤**〔合成〕、✹**調味料（アミノ酸等）**〔合成〕、✹**リン酸塩（Na）**〔製造用剤／合成〕、✹**増粘多糖類**〔増粘安定剤／天然〕、✹**乳化剤**〔合成〕、✹**香料**〔合成〕、✹**グリシン**〔調味料／合成〕、✹**カゼインNa（ナトリウム）**〔増粘剤／合成〕、✹**カラメル色素**〔着色料／天然〕、✹**コチニール色素**〔着色料／天然〕、✹**クチナシ色素**〔着色料／天然〕、○**キサンタンガム**〔増粘剤／天然〕

# コンビニ弁当

コンビニの主力商品になっている弁当には、「保存料・合成着色料不使用」の文字が。「それなら安心！」と買っている人も多いでしょうが、代わりの添加物がたくさん使われているのです。

その筆頭は、pH調整剤。クエン酸や酢酸《さくさん》Naなど数品目が保存の目的で使われています。酸味料も同様です。さらに漂白剤、調味料（アミノ酸等）、着色料、増粘多《ぞうねんた》糖類《とうるい》など、添加物のオンパレード。コロッケや煮物など一つ一つの具材に、保存や味つけ、トロミづけなどで数品目の添加物が使われているからです。さらに明太子やウィンナーを

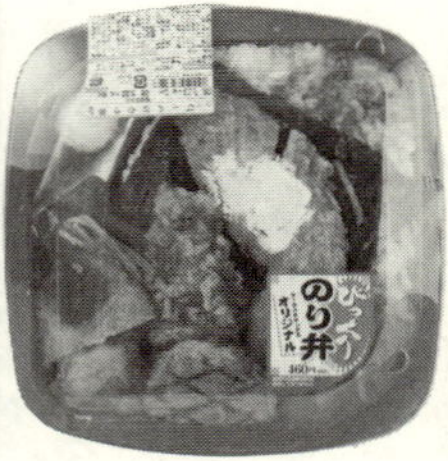


使った製品が多いので、発色剤の亜硝酸《あしょうさん》Naも加わります。多種多様な添加物で荒れた胃に、亜硝酸Naが入ってきて、発ガン物質のニトロソアミンができたらどうなるのか？「コンビニ弁当大好き」という若者たちの〝暗い未来〟が見えるようです。

**亜硝酸Na（ナトリウム）**〔発色剤／合成〕、**次亜硫酸Na（ナトリウム）**〔漂白剤／合成〕、**亜硫酸塩**〔漂白剤／合成〕、**pH調整剤**〔合成〕、**酸味料**〔合成〕、**調味料（アミノ酸等）**〔合成〕、**乳化剤**〔合成〕、**膨張剤**〔合成〕、**香料**〔合成〕、**リン酸塩（Na）**〔製造用剤／合成〕、**ステビア**〔甘味料／天然〕、**グリシン**〔調味料／合成〕、**カラメル色素**〔着色料／天然〕、**クチナシ色素**〔着色料／天然〕、**増粘多糖類**〔増粘安定剤／天然〕

# さきいか・いかの燻製《くんせい》

お酒のおつまみにうってつけなのが、さきいかやいかの燻製《くんせい》。「この味がたまらない」と舌鼓《したつづみ》をうっているお父さんも多いでしょう。しかし、喜んでばかりもいられません。保存料のソルビン酸K（カリウム）が添加されているからです。ソルビン酸Kは、細菌《さいきん》の遺伝子を突然変異させることがわかっていて、人間の細胞にも突然変異をおこすのではないかという心配があります。それが続くと、細胞がガン化する可能性があります。

また、甘味《かんみ》料のステビアも添加されています。ステビアは、動物実験でオスの精巣に悪影響をもたらすことがわかっています。そのため、ＥＵ、シンガポール、香港《ホンコン》では使用が認められていません。最近では、これらを使っていない製品も売られているので、そちらを買うようにしてください。

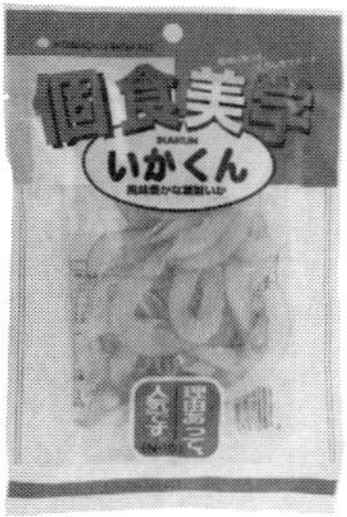


✹**ソルビン酸K（カリウム）**〔保存料／合成〕、✹**ステビア**〔甘味料／天然〕、✹**調味料（アミノ酸等）**〔合成〕、✹**酸味料**〔合成〕、✹**リン酸塩（Na）**〔製造用剤／合成〕、○**ソルビット（ソルビトール）**〔甘味料／合成〕、○**カンゾウ（甘草）**〔甘味料／天然〕、○**グリセリン**〔製造用剤／合成〕、○**酒精**〔一般飲食物添加物〕

# さつま揚げ

おでんに入れるとおいしいさつま揚げ。でも、常温でいつまでも腐《くさ》らないのは、なぜ？　真空パックのせいもありますが、それだけではありません。保存料のソルビン酸がしっかり添加されているのです。

保存料と聞いただけで、「体に悪そう！」と思う人も多いでしょう。保存料は、細菌やカビを殺したり、ふえるのを防ぐもので、人間の胃や腸などの細胞をも傷つける心配があります。落花生油《らっかせいゆ》や水にソルビン酸を溶かして、ラットの皮膚《ひふ》に注射する実験をおこなったところ、その部分にガンが発生しました。注射によるものなので、口から入った場合にどういう影響が出るかはわかりませんが、気になる結果ではあります。ほかに、調味料（アミノ酸等）も添加されています。最近では、保存料を使っていない製品も売られているので、そちらを買うようにしてください。

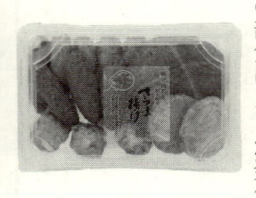

**✹ソルビン酸**〔保存料／合成〕、**✹調味料（アミノ酸等）**〔合成〕

# サプリ飲料

いまやサプリメントが大流行。「本当に効くの？」と疑問をもちつつも、ついつい買ってしまう人も多いでしょう。飲料もサプリ的な製品がふえていて、「ウコンの力」（ハウス食品）や「カシス-*i*」（明治製菓）などが代表的。しかし、これらには甘味《かんみ》料のスクラロースが添加されています。

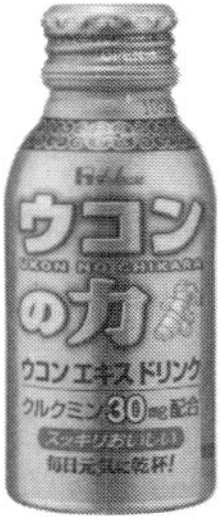


スクラロースは１９９９年に認可された新しい甘味料です。さまざまな動物実験がなされて、「安全性に問題はない」とされていますが、ラットにスクラロースをふくむえさを食べさせた実験では、胸腺《きょうせん》やリンパ組織に異常が見られました。また、妊娠ウサギの実験では、親ウサギが死んだり、流産しています。スクラロースは有機塩素化合物の一種で、自然界にはまったく存在せず、分解されにくい化学物質です。体に吸収された場合、ホルモンや免疫《めんえき》を乱したり、細胞や遺伝子に影響をあたえる心配があります。

✹**スクラロース**〔甘味料／合成〕、✹**ウコン色素（ターメリック）**〔着色料／天然〕、✹**アセスルファムK（カリウム）**〔甘味料／合成〕、✺**香料**〔合成〕、✺**酸味料**〔合成〕、○**ビタミンC**〔栄養強化剤・酸化防止剤／合成〕、○**ビタミンE**〔酸化防止剤／合成〕、○**イノシトール**〔栄養強化剤／天然〕

# サラミ・ビーフジャーキー

酒のつまみとして人気のあるサラミやビーフジャーキー。しかし、これらには黒ずみを防ぐために、発色剤の亜硝酸《あしょうさん》Na（ナトリウム）が使われています。亜硝酸Naは毒性が強く、また、胃の中で肉にふくまれるアミンという物質と結びついてニトロソアミンという強い発ガン物質になることがわかっているので、要注意です。

ドイツで1980年代の中頃に、こんな事件がありました。ある大学の化学を専攻する教授が、「妻を殺そう！」と、犯罪計画を立てました。それは、奥さんが好物のジャムにニトロソアミンをひそかに混ぜるというもので、実際に決行されたのです。そして、奥さんはなんと肝臓《かんぞう》ガンになって、死んでしまったのです。この〝完全犯罪〟は成功するかに見えたのですが、警察がジャムに混ぜられていたニトロソアミンを発見し、教授は御用となりました。くれぐれもニトロソアミンにはご用心を！

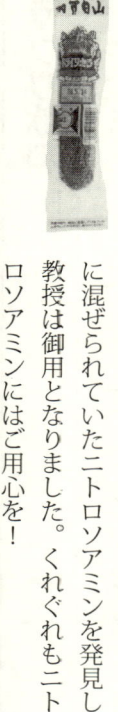

✹**亜硝酸Na（ナトリウム）**〔発色剤／合成〕、✹**ソルビン酸K（カリウム）**〔保存料／合成〕、✹**調味料（アミノ酸等）**〔合成〕、✹**リン酸塩(Na)**〔製造用剤／合成〕、✹**pH調整剤**〔合成〕、○**ビタミンC**〔酸化防止剤／合成〕

# サンドイッチ

コンビニやパン店などには、いろいろなサンドイッチが売られていますが、たいていハムが挟《はさ》まれています。ハムには発色剤の亜硝酸Naが添加されているので、おすすめできません。亜硝酸Naは毒性が強く、食肉にふくまれるアミンという物質と結びついて、ニトロソアミンという強い発ガン物質に変化します。ニトロソアミンは、胃の中でできやすいのですが、ハムの中にも微量ながらできていることがあります。

「ハムを使っていない製品ならいいの？」という人もいるでしょう。しかし、それらにも調味料（アミノ酸等）、pH調整剤、着色料、香料、乳化剤など多くの添加物が使われています。

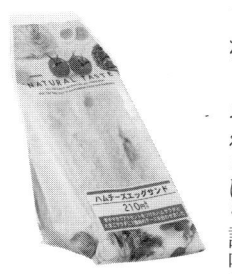

私はこうしたサンドイッチを食べると、口の中や胃が刺激され、また添加物が消化管から吸収されて体が熱くなったように感じます。同じような感覚をもった人もいるのでは。体によいとはとても思えません。

**亜硝酸Na（ナトリウム）**〔発色剤／合成〕、**イーストフード**〔合成〕、**乳化剤**〔合成〕、**調味料（アミノ酸等）**〔合成〕、**増粘多糖類**〔増粘安定剤／天然〕、**pH調整剤**〔合成〕、**リン酸塩（Na）**〔製造用剤／合成〕、**香料**〔合成〕、**グリシン**〔調味料／合成〕、**カラメル色素**〔着色料／天然〕、○**酢酸Na（ナトリウム）**〔pH調整剤／合成〕、○**ビタミンC**〔小麦粉改良剤・酸化防止剤／合成〕

# ゼリー菓子

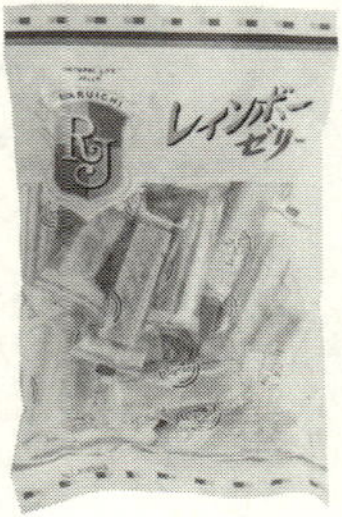


赤や緑や黄などのゼリー菓子。思わず「まあ、きれい！」と手に取りたくなる人も多いと思いますが、ちょっと待ってください。そのあざやかな色は、タール色素によるものなのです。赤１０６、黄４、青１などがおもに使われています。

タール色素は、最初コールタールから合成されたため、その名がついています。のちにコールタールに発ガン性のあることがわかったため、いまは、石油製品から作られています。食品添加物に12品目が認められていますが、どれもひじょうに分解されにくく、発ガン性が疑われるものばかりです。これまでに発ガン性などの問題で、使用禁止になったタール色素も少なくありません。また、ジンマシンなどのアレルギーをおこすものもありますので、タール色素を使っていない製品もあるので、そちらを選ぶようにしてください。

**✸赤106（赤色106号）**〔着色料／合成〕、**✸黄4（黄色4号）**〔着色料／合成〕、**✸青1（青色1号）**〔着色料／合成〕

## 惣菜《そうざい》

スーパーやコンビニには、「ほうれん草ごまあえ」や「ピリ辛《から》エリンギ」などいろいろな惣菜《そうざい》がありますが、どれにも「調味料（アミノ酸等）」の表示があります。L－グルタミン酸Na（ナトリウム）をメインにした添加物で味つけしているのです。そのため、野菜やきのこ本来の味が出ていません。

L－グルタミン酸Naを一度に大量にとると、人によっては顔から腕にかけて熱くなったり、しびれを感じることがあります。さらに、惣菜の多くには、保存料のソルビン酸K（カリウム）が添加されています。ソルビン酸Kは微量で細菌やカビがふえるのをおさえますが、動物実験では体重のふえ方をにぶらせ、また、染色体を切断する作用があります。染色体の切断は、細胞のガン化と深い関係があります。保存料を使っていない製品を選んでください。

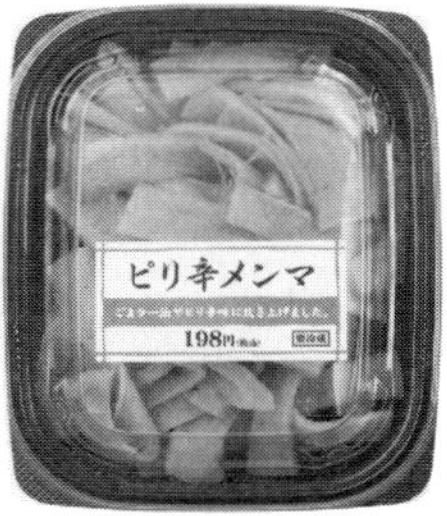


✹**ソルビン酸K（カリウム）**〔保存料／合成〕、✺**調味料（アミノ酸等）**〔合成〕、✺**酸味料**〔合成〕、✺**増粘多糖類**〔増粘安定剤／天然〕、○**酒精**〔一般飲食物添加物〕

# ダイエット甘味《かんみ》料

世の中ダイエットばやり。「ダイエット〜」と名づけるだけで、製品の売り上げがアップします。こうしたブームのさきがけとなったのがダイエット甘味《かんみ》料です。その代表が「パルスイート」（味の素）。添加物のアスパルテームとアセスルファムK（カリウム）、甘味成分のエリスリトールなどの混合物です。「砂糖のカロリーの10分の1」をウリにしていますが、アスパルテームは、脳腫瘍《のうしゅよう》を引き起こす可能性があるという指摘が複数の研究者によってなされ、最近の動物実験では、白血病やリンパ腫をおこすという結果が出ています。

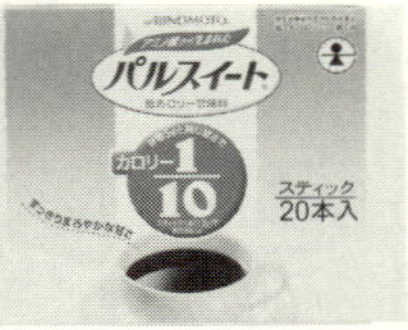


アセスルファムKは、2004年に認可された新しい添加物です。このほかサッカリンNa（ナトリウム）を使ったダイエット甘味料もあります。サッカリンNaは、「発ガン性がある」「いや、ない」という議論が続いている、いわくつきの添加物です。

**✹アスパルテーム・L-フェニルアラニン化合物**〔甘味料／合成〕、**✹サッカリンNa（ナトリウム）**〔甘味料／合成〕、**✹アセスルファムK（カリウム）**〔甘味料／合成〕、**✹香料**〔合成〕、**エリスリトール**

## たくあん

　昔からなぜかたくあんは、黄色と決まっています。そのあざやかな色を出すために使われているのが、タール色素の黄4です。黄4は、細胞の染色体を切断する作用があります。これは細胞がガン化することと深い関係があります。また、人間にジンマシンをおこすことが知られています。

　また、たくあんには、保存料のソルビン酸Kも使われています。さらに天然甘味料のステビアを使った製品もあります。「天然なら、大丈夫なんじゃない？」と思う人がいるかもしれません。しかし、そうではありません。ステビアは、体内でできた物質が動物のオスの精巣に悪影響をもたらすということで、EU委員会では、その使用を認めていません。シンガポールや香港《ホンコン》でも、使用が禁止されています。これらの添加物をふくまない製品もあるので、そちらを買うようにしてください。

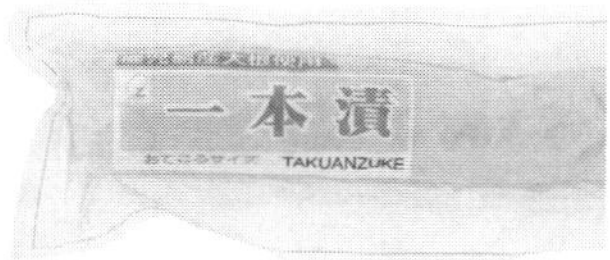


✹**黄4（黄色4号）**〔着色料／合成〕、✹**ソルビン酸K（カリウム）**〔保存料／合成〕、✹**ステビア**〔甘味料／天然〕、✹**調味料（アミノ酸等）**〔合成〕、✹**酸味料**〔合成〕

# たらこ・明太子《めんたいこ》

「ご飯に明太子《めんたいこ》をのせて食べるのが好き」という人は多いでしょう。しかし、私は食べる気になれません。なぜなら発色剤の亜硝酸《あしょうさん》Naが使われているからです。亜硝酸Naは、たらの卵が黒ずむのを防ぐために添加されています。しかし、魚卵《ぎょらん》にはアミンという物質がとても多くふくまれていて、それが亜硝酸Naと反応して、発ガン物質のニトロソアミンができやすいのです。そのため、添加できる量が厳しく制限されていて、その量はハムやウィンナーの10分の１以下です。

さらにたらこや明太子には、卵を淡い赤あるいは真っ赤に着色するために、赤１０２、赤３、黄４、黄５などのタール色素が使われています。赤１０２や黄４、黄５はジンマシンをおこすことが知られているので、とくに子どもには要注意です。ただし、最近は無着色の製品がふえています。

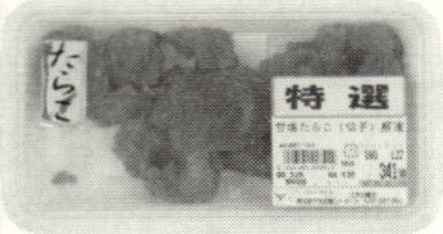


✸**亜硝酸Na（ナトリウム）**〔発色剤／合成〕、✸**赤102（赤色102号）**〔着色料／合成〕、✸**赤3（赤色3号）**〔着色料／合成〕、✸**黄4（黄色4号）**〔着色料／合成〕、✸**黄5（黄色5号）**〔着色料／合成〕、✸**調味料（アミノ酸等）**〔合成〕、✸**酸味料**〔合成〕、○**酒精**〔一般飲食物添加物〕

# 炭酸飲料

ふつう炭酸飲料には、保存料は使われていません。炭酸に殺菌作用があるため、使う必要がないのです。しかし、なぜか一部の炭酸飲料には、保存料の安息香酸《あんそくこうさん》Naが添加されています。たとえば「ファンタグレープ」。まだ根強い人気があり、スーパーなどで売られています。ペットボトルと缶入りがありますが、どちらにも安息香酸Naが使われています。「缶入りなのに、なぜ保存料が……？」と問いかけたくなります。加熱殺菌していないので、腐《くさ》りやすいようです。「スプライト・ゼロ」にも安息香酸Naが使われています。

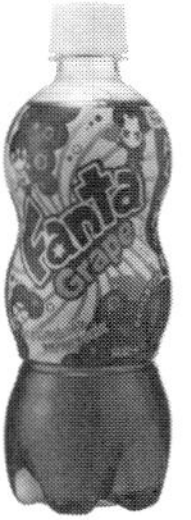


安息香酸Naは、ネズミに一定量あたえると、ケイレンや尿失禁などをおこして死んでしまいます。飲料に添加される安息香酸Naは微量ですが、炭酸飲料は子どもがよく飲むものなので、その影響が気になるところです。なお、サイダーには一般に添加物は使われていません。

✹**安息香酸Na（ナトリウム）**〔保存料／合成〕、✹**スクラロース**〔甘味料／合成〕、✹**アセスルファムK（カリウム）**〔甘味料／合成〕、✸**カラメル色素**〔着色料／天然〕、✸**香料**〔合成〕、✸**酸味料**〔合成〕、○**アントシアニン**〔着色料／天然〕

# 豆《とう》乳《にゅう》

「健康にいいから」と豆乳を飲んでいる人は多いと思います。しかし、けっこう添加物が使われているのです。乳化剤や香料、糊料《こりょう》のカラギーナンなどです。乳化剤は、水と油など混じりにくいものを混ぜ合わせるために使われます。6品目あって、5品目は食品成分に近いのですが、1品目は自然界にない化学物質なので、不安です。香料は100品目ぐらいありますが、どれをいくつ使っても「香料」という表示でよいので、何が使われているのかわかりません。

糊料は、トロミや粘《ねば》りをつけるものです。カラギーナンは、海藻《かいそう》の一種から抽出《ちゅうしゅつ》されたものですが、動物に大量にあたえた実験では、ガンを促進させることがわかっています。また、鶏卵に注射した実験では、ヒナに異常が見られました。カラギーナンは多くの食品に使われていますが、避けたほうが無難《ぶなん》です。無添加の豆乳もあるので、そちらを！

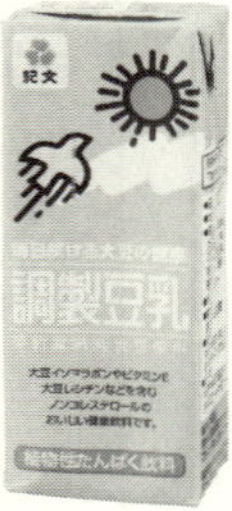


✸**カラギーナン（カラギナン）**〔糊料／天然〕、✸**乳化剤**〔合成〕、✸**香料**〔合成〕、○**乳酸Ca（カルシウム）**〔栄養強化剤／合成〕

## にぼし

いまや、味噌汁のだしににぼしを使っている家庭は少ないと思います。しかし、「やっぱり、だしはにぼしが一番」と、いまでもにぼしを使っている家庭もあります。にぼしは、カタクチイワシなどを煮て干したものです。一見自然食のようですが、実はにぼしには酸化防止剤が使われているのです。魚に多くふくまれる不《ふ》飽和《ほうわ》脂《し》肪酸《ぼうさん》が酸化して、有害な過《か》酸化《さんか》脂《し》質《しつ》ができるのを防ぐためです。

酸化防止剤にはいくつかあって、その一つにＢＨＡがあります。これは、ラットにあたえた実験で、前胃《ぜんい》にガンを発生させました。しかし、「人間には前胃はない」というおかしな理由で使用が認められていて、にぼしによく使われています。ＢＨＡと表示のある製品は買わないように。ビタミンＥを酸化防止剤として使った製品を買うようにしてください。

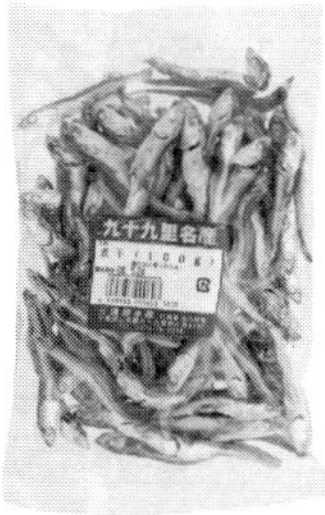

**✸BHA（ブチルヒドロキシアニソール）**〔酸化防止剤／合成〕、**○ビタミンE**〔酸化防止剤／合成〕

# ハム・ベーコン

裏面の添加物の表示を見ただけで、「食べたくない」と思う人も多いはず。それほど多くの、しかも危険性の高い添加物が使われているのです。原材料には、豚肉のほかに卵タンパクや大豆タンパクの文字。大きな注射器のような機械でそれらを豚肉に注入し、かさ上げをはかり、短時間で製造しています。一緒に調味料（アミノ酸等）や増粘多《ぞうねんた》糖類《とうるい》、着色料などの添加物も注入。

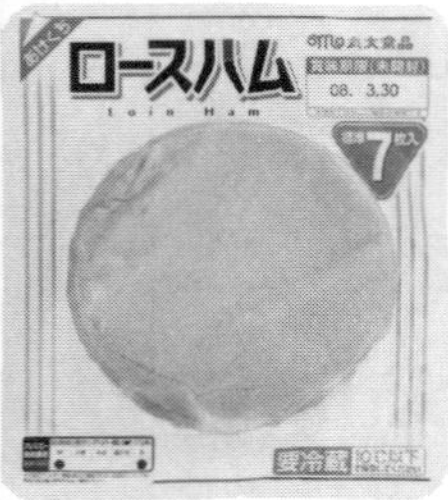


ハムやベーコンをきれいな色に保つ発色剤の亜硝酸《あしょうさん》Naは、見方によっては猛毒の青酸カリと同じくらいの毒性をもち、さらに胃の中で発ガン物質に変わる危険性も。ハム自体に発ガン物質ができている可能性もあり、酸化防止剤のビタミンCが、その毒性をおさえるために添加されているとの指摘も。亜硝酸Naを使っていないハムやベーコンもあるので、そちらを買ってください。

✹**亜硝酸Na（ナトリウム）**〔発色剤／合成〕、✹**ソルビン酸K（カリウム）**〔保存料／合成〕、✺**カゼインNa（ナトリウム）**〔糊料／合成〕、✺**リン酸塩（Na）**〔結着剤／合成〕、✺**増粘多糖類**〔増粘安定剤／天然〕、✺**カルミン酸色素**〔着色料／天然〕、✺**調味料（アミノ酸等）**〔合成〕、○**ビタミンC**〔酸化防止剤／合成〕

# 福神漬け

福神漬けを見て、「自然の色じゃない」と感じる人も多いはず。そうです。タール色素がいろいろ使われているのです。おもに赤106、黄4、黄5。これらをうまく混ぜ合わせて、やや茶色がかった独特の赤い色を出しているのです。

赤106は、動物実験で、肝臓《かんぞう》に多く集まることがわかっています。細菌の遺伝子を突然変異させ、染色体を切断する作用があるので、発ガン物質の疑いがもたれています。黄4も同様に染色体を切断します。また、黄4と黄5は、人間にジンマシンをおこすことが知られています。さらに、安全性に不安のある保存料のソルビン酸K（カリウム）が添加された製品もあります。タール色素の代わりに野菜色素などを使い、保存料無添加の製品も売られているので、そちらを買うようにしてください。

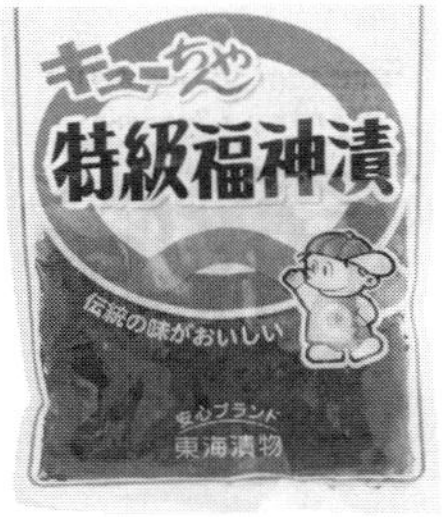


**赤106（赤色106号）**〔着色料／合成〕、**黄4（黄色4号）**〔着色料／合成〕、**黄5（黄色5号）**〔着色料／合成〕、**ソルビン酸K（カリウム）**〔保存料／合成〕、**調味料（アミノ酸等）**〔合成〕、**酸味料**〔合成〕、**香料**〔合成〕、○**キサンタンガム**〔増粘剤／天然〕

# 紅しょうが

その真っ赤な毒々しい色を見ただけで、「なんだか気持ち悪い」と思う人も多いでしょう。しかもその色ときたら、何ヵ月たっても真っ赤なまま。添加された赤１０２がいつまでも分解されないからです。そんな化学物質をとって全身に回ったら、細胞や遺伝子が悪影響をうけることはないのか、不安です。とりつづけたら、細胞がガン化することはないのでしょうか？

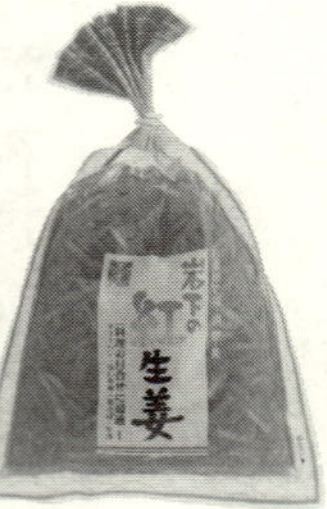

　赤１０２は、子どもなどにジンマシンをおこすことが知られています。さらに紅しょうがには、保存料のソルビン酸Ｋも添加されています。保存料は微量で、細菌やカビがふえるのを防ぐもので、少なからず毒性があります。その影響が人間の食道や胃、腸《ちょう》の細胞にもおよぶことが心配されます。赤１０２や保存料を使っていない製品もあるので、そちらを買ってください。

✸**赤102（赤色102号）**〔着色料／合成〕、✸**ソルビン酸K（カリウム）**〔保存料／合成〕、✸**調味料（アミノ酸等）**〔合成〕、✸**酸味料**〔合成〕

## ミックス珍味

そら豆、えんどう豆、大豆《だいず》などが入ったミックス珍味。さきいかとともに人気のあるおつまみです。しかし、あざやかな緑色や赤色をした豆が入っていませんか？「きれいな色だ」などとのんきなことをいっていられません。黄4、青1、赤102などのタール色素で色づけされているからです。

タール色素は、石油製品から化学的に合成されていますが、独特の化学構造をもっていて、その多くは発ガン性が疑われています。また、甘味料《かんみ》のステビアが使われた製品もあります。ステビアは、キク科のステビアの葉から抽出《ちゅうしゅつ》された甘味成分ですが、動物実験でオスの精巣に悪影響をもたらすことがわかっています。EUやシンガポール、香港《ホンコン》では使用が認められていません。もっとシンプルで添加物の少ないおつまみをお選びください。

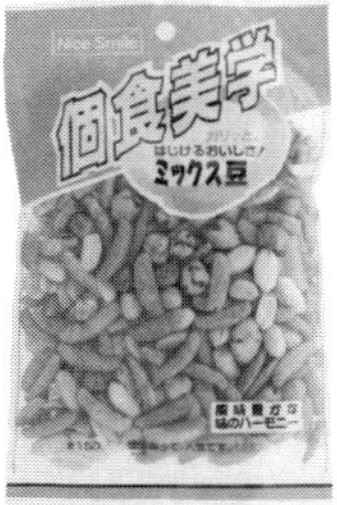


**黄4（黄色4号）**〔着色料／合成〕、**青1（青色1号）**〔着色料／合成〕、**赤102（赤色102号）**〔着色料／合成〕、**カラメル色素**〔着色料／天然〕、**ステビア**〔甘味料／天然〕、**調味料（アミノ酸等）**〔合成〕、**香料**〔合成〕、○**香辛料抽出物**〔天然〕、○**ベニコウジ（紅麹）色素**〔着色料／天然〕

# 冷凍《れいとう》えび

「えびが大好き！」という日本人はとても多い。しかし、スーパーなどで売られているえびは、ほとんどが東南アジアなどで養殖《ようしょく》され、輸入された冷凍《れいとう》ものです。「でも、きれいでおいしい」という人もいるでしょう。たしかに真っ白できれいですが、それは漂白剤の次亜硫酸《じありゅうさん》Na（ナトリウム）が使われているからなのです。

次亜硫酸Naは強い漂白力がありますが、毒性も強く、ビタミン$B_1$の欠乏や下痢《げり》を引き起こす心配があります。添加されているのは微量ですが、胃や腸の粘膜《ねんまく》に影響することが心配されます。えびのほかに、あさりやいかなどをミックスした商品にも、次亜硫酸Naが使われていることがあります。中には、クエン酸だけを使った製品がありますが、クエン酸はもともと果実などにふくまれる酸なので、心配はありません。

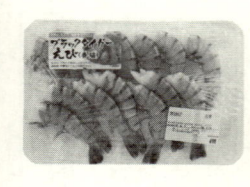

✹**次亜硫酸Na（ナトリウム）**〔漂白剤／合成〕、〇**クエン酸**〔pH調整剤／合成〕

# ワイン

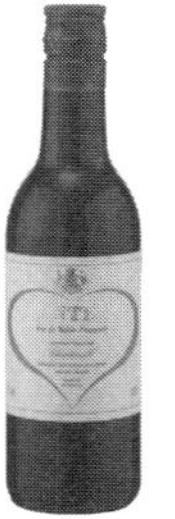

友人に「ワインを飲むと、頭痛がする」という人がいます。どうやら酸化防止剤として使われている亜硫酸塩《ありゅうさんえん》が原因らしいのです。一種の化学物質過《か》敏《びん》症でしょう。

市販のワインの場合、輸入物も国産物もラベルに「酸化防止剤（亜硫酸塩）」と書かれています。ワインはぶどうを酵母《こうぼ》で発酵《はっこう》させて造りますが、雑菌や野生酵母を殺菌し、また酸化による変質を防ぐために亜硫酸塩が添加されているのです。これは昔からヨーロッパでおこなわれていて、「何十年もの」などというワインには、亜硫酸塩がタップリ入っているかも。しかし、雑菌や野生酵母を殺すくらいですから、亜硫酸塩にはかなりの毒性があって、ビタミン$B_1$の欠乏や肝臓《かんぞう》への悪影響が心配されます。無添加のワインがコンビニやスーパーなどで売られていますので、そちらを買うようにしてください。味もなかなかいいですから。

✹**亜硫酸塩**〔酸化防止剤／合成〕、✹**ソルビン酸K（カリウム）**〔保存料／合成〕

# Ⅱ 「食べてはいけない」と「食べてもいい」間の添加物の食品

# アイスクリーム

子どもはたいていアイスクリームが大好きです。「冷たくて、甘くて、とろける感じ」がたまらないのでしょう。主な原材料は、牛乳と乳製品ですが、機械で大量に生産するために、乳化剤、増粘多《ぞうねんた》糖類《とうるい》、香料などが添加されています。

乳化剤は、水と油などをうまく混ぜ合わせるもので、脂肪《しぼう》が均一になるようにします。6品目あって、5品目は食品成分に近いのですが、1品目は自然界に存在しない化学物質なので、不安を感じます。食品成分に近い乳化剤でも、たくさん添加されていると、下痢《げり》を引き起こすことがあります。「アイスクリームを食べたら、お腹をこわした」という人は、お腹が冷えたこと以外に、乳化剤が原因しているのかもしれません。増粘多糖類は、成分を安定させるためのものです。無添加の製品のほうがよいでしょう。

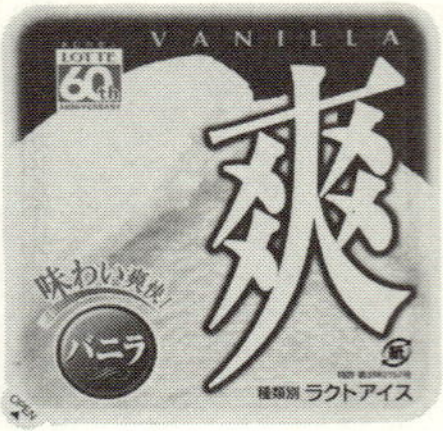


✹**乳化剤**〔合成〕、✹**増粘多糖類**〔増粘安定剤／天然〕、✹**香料**〔合成〕、✹**カゼインNa（ナトリウム）**〔糊料／合成〕、✹**カラメル色素**〔着色料／天然〕、○**ペクチン**〔増粘安定剤／天然〕、**カロチン色素**〔着色料／天然〕

# あめ・キャンディ

「口さびしいときには、あめをなめる」という人が多いようです。しかし、なめすぎると糖分をたくさんとることになり、虫歯にもなりやすくなるので注意してください。また、製品にもよりますが、香料、着色料、乳化剤などが使われています。

香料は、100品目くらいあって、いくつ使っても「香料」としか表示されません。毒性の強いものもありますが、何が使われているのかわからないので、不安です。あまり強烈《きょうれつ》なにおいの製品は、避けたほうがよいでしょう。着色料は、ほとんどが天然系のものです。乳化剤は、水と油などを混ぜ合わせるためのものなので、問題のあるものもありますが、これも何が使われているのか不明。**製品によっては、ダイエット甘味《かんみ》料のアスパルテームが添加されていますが、危険性が指摘されているので、買わないほうがよい**でしょう。

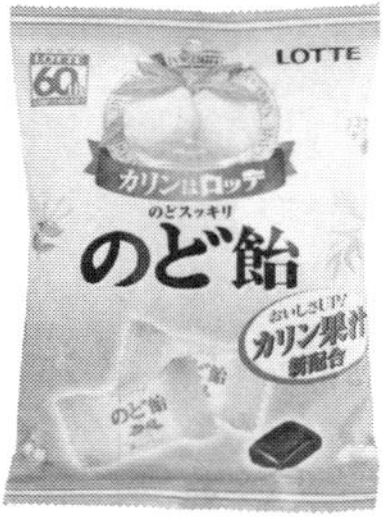


✹**アスパルテーム・L-フェニルアラニン化合物**〔甘味料／合成〕、✹**香料**〔合成〕、✹**乳化剤**〔合成〕、✹**クチナシ色素**〔着色料／天然〕、✹**カラメル色素**〔着色料／天然〕、✹**調味料（アミノ酸等）**〔合成〕、✹**ベニバナ（紅花）色素**〔着色料／天然〕、○**赤キャベツ色素**〔着色料／一般飲食物添加物〕

# うなぎの蒲焼《かばや》き

土用《どよう》の丑《うし》の日に欠かせないうなぎの蒲焼《かばや》き。最近では、安い輸入物が多いので、「ふだんでも食べている」という人も多いでしょう。これには、調味料（アミノ酸等）、カラメル色素、アナトー色素、増粘《ぞうねん》多糖類《たとうるい》などが使われています。

調味料（アミノ酸等）は、L－グルタミン酸Naをメインにしたものです。カラメル色素は、デンプンや糖蜜《とうみつ》を加熱して作られますが、加熱する際に、アンモニア化合物などを加えて作るものがあります。アンモニア化合物を加えて作ったものは、動物実験では、弱いながら毒性を示す結果が出ています。また、細菌《さいきん》の遺伝子を突然変異させたり、染色体を切断することがわかっています。アナトー色素は、ベニノキの種子から油または溶剤で抽《ちゅう》出《しゅつ》されたもので、神経に関係する酵素《こうそ》の働きを妨害《ぼうがい》することがわかっています。

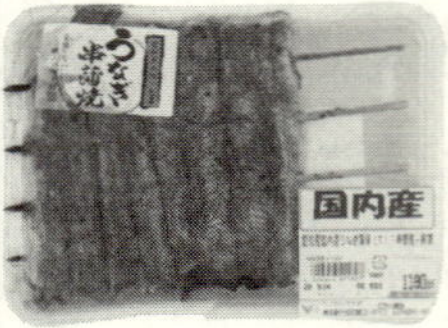


**調味料（アミノ酸等）**〔合成〕、**カラメル色素**〔着色料／天然〕、**アナトー色素**〔着色料／天然〕、**増粘多糖類**〔増粘安定剤／天然〕

# カレールウ・シチュールウ

「子どもがカレー好きだから」と、市販のルウを使って家で作っている人も多いと思います。しかし、カレー・シチューどちらのルウにも調味料（アミノ酸等）、乳化剤、酸味料、香料などが使われています。

調味料（アミノ酸等）は、L‐グルタミン酸Na（ナトリウム）をメインにしたものですが、一度に大量にとると、人によっては顔から腕にかけて熱くなったり、しびれを感じることがあります。また、高血圧の原因となるNa（食塩の成分）をとることにも。香料は、毒性の強いものがありますが、何が使われているのかわからないので、不安を感じます。乳化剤も、問題のあるものがありますが、これも何が使われているのか不明。添加物の多いルウを食べると、胃が荒れます。表示をよく見て、できるだけ添加物の少ない製品を買ってください。そうした製品はたいてい味もいいですよ。

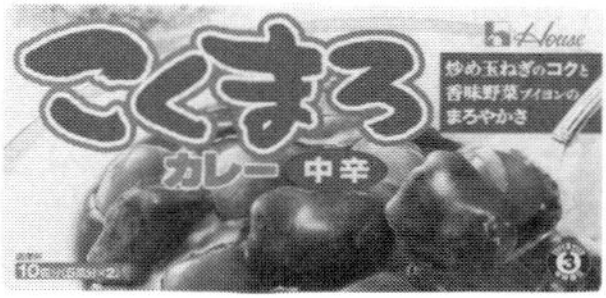


✸**調味料（アミノ酸等）**〔合成〕、✸**乳化剤**〔合成〕、✸**酸味料**〔合成〕、✸**香料**〔合成〕、✸**カラメル色素**〔着色料／天然〕、○**ビタミンC（V.C）**〔酸化防止剤／合成〕、○**ビタミンE（V.E）**〔酸化防止剤／合成〕、○**ビタミン$B_2$**〔着色料／合成〕、○**香辛料抽出物**〔天然〕

# 缶コーヒー・缶紅茶

「缶コーヒーでおいしいものはない」――私の率直な感想です。しかも、添加物がいくつも使われています。乳化剤、香料、カラメル色素、カゼインNa（ナトリウム）など。乳化剤は6品目あって、5品目は食品成分に近いものですが、1品目は自然界に存在しない化学合成物質なので、不安が残ります。しかし、どれが使われても、「乳化剤」としか表示されません。香料は、100品目くらいありますが、どんなにたくさん混ぜて使っても、「香料」としか表示されません。

カラメル色素は、デンプンなどを加熱して作りますが、細菌《さいきん》の遺伝子を突然変異させるものがあります。カゼインNaは、トロミをつける増粘《ぞうねん》剤です。牛乳などにふくまれるカゼインというタンパク質とNaを結合させたもので、動物にあたえた実験では、なぜか中毒症状が見られました。

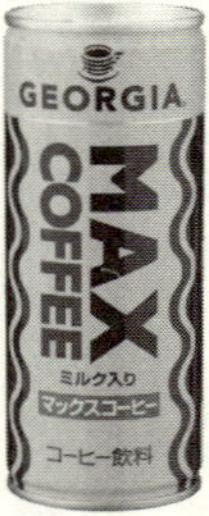


缶コーヒーを飲むなら、無糖、無香料のものがよいでしょう。

**乳化剤**〔合成〕、**香料**〔合成〕、**カラメル色素**〔着色料／天然〕、**カゼインNa（ナトリウム）**〔増粘剤／合成〕

## クッキー・ビスケット

　小麦粉や卵、バターなどから作られるクッキーやビスケットは、栄養価が高いので、「食事代わりに食べている」という人もいるでしょう。しかし、膨張《ぼうちょう》剤が必ず使われ、ほかに香料、乳化剤、着色料なども使われています。

　膨張剤は数が多く、中にはミョウバンのように多くとると胃に炎症《えんしょう》をおこすものがあります。しかし、「膨張剤」としか表示されません。香料も100品目くらいあって、毒性の強いものがありますが、これも何か不明。乳化剤は6品目ありますが、これも不明です。一方、食品原料のショートニングには、動脈硬化をおこすとされるトランス脂《し》肪《ぼう》酸がふくまれています。食べた際に、口の中が刺激されたり、胃に違和感を覚えたり、胸焼けがする製品は、問題のある添加物が使われている可能性大です。

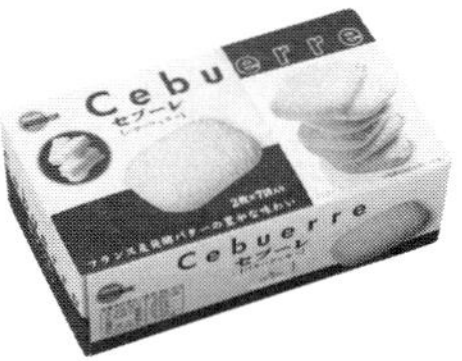


**膨張剤**〔合成〕、**香料**〔合成〕、**乳化剤**〔合成〕、**カロテン色素**〔着色料／天然〕

# ケーキ

「ケーキが嫌い」という女性はほとんどいないようです。しかし、ケーキには乳化剤、香料、膨張剤、pH調整剤などが添加されています。乳化剤は、バターやクリームなどを均一に混ぜるためのもの。安全性に不安のあるものもありますが、「乳化剤」としか表示されません。香料は100品目近くあって、その中からピックアップされて使われます。中には毒性の強いものもありますが、これも「香料」としか表示されません。

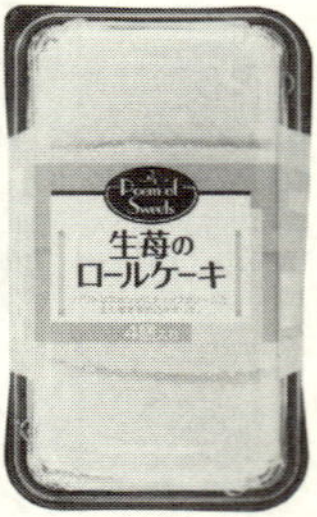


膨張剤は、ケーキをふっくらさせるものです。塩化アンモニウムなど、毒性の強いものがありますが、これも「膨張剤」としか表示されません。pH調整剤は、主に保存性を高めるために使われますが、これも具体名は不明です。ケーキを食べると、下痢《げり》をする人がいます。クリームとたくさんの添加物が原因のようです。

✹**乳化剤**〔合成〕、✹**香料**〔合成〕、✹**膨張剤**〔合成〕、✹**pH調整剤**〔合成〕、○**ソルビット（ソルビトール）**〔甘味料／合成〕

# コーンフレーク

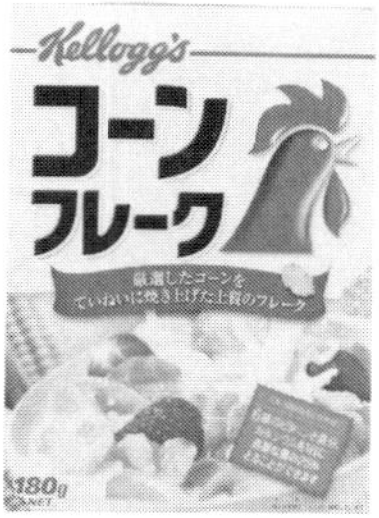


「栄養があって、体によさそうだから」と、コーンフレークを食べている人は少なくないでしょう。たしかにビタミンCやビタミンE、鉄などの栄養が強化されています。その点はいいのですが、残念ながら乳化剤、酸味料、香料、カラメル色素などが使われています。

乳化剤は水と油などを混じりやすくするもので、多くは食品成分に近いものです。ただし、1品目だけ自然界にない化学物質があり不安です。酸味料はクエン酸や乳酸などでいずれも毒性は低いのですが、何が使われているのか不明。香料は、添加される量は微量ですが、中には毒性の強いものがあります。しかし、具体名は表示されません。カラメル色素は、デンプンなどを加熱して作ったものです。4種類あって、細菌《さいきん》の遺伝子を突然変異させるものがあり、不安が残ります。

▒**乳化剤**〔合成〕、▒**酸味料**〔合成〕、▒**香料**〔合成〕、▒**カラメル色素**〔着色料／天然〕、○**ビタミンC**〔栄養強化剤・酸化防止剤／合成〕、○**ビタミンE**〔栄養強化剤・酸化防止剤／合成〕、○**ビタミンA**〔栄養強化剤／合成〕、○**ビタミン$B_2$**〔栄養強化剤・着色料／合成〕、○**鉄**〔栄養強化剤／天然〕

# こんにゃく・しらたき

おでんに欠かせないこんにゃく、そしてすき焼きに欠かせないしらたき。「ダイエットに食べている」という人もいるでしょう。いずれも、こんにゃく芋《いも》を粉状にして水で溶《と》いて、凝固《ぎょうこ》剤の水酸化Ca（カルシウム）を添加して固めたものです。マンナンという独特の食物繊維《せんい》をたくさんふくんでいて、消化吸収されにくいため、ダイエット食としても利用されています。

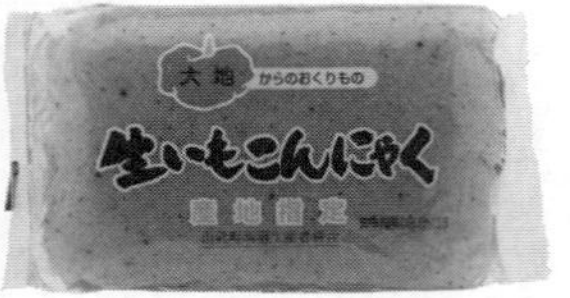


水酸化Caは消石灰《しょうせっかい》ともいい、石灰石や大理石などの天然炭酸カルシウムを焼いて、水を加えて作ります。その意味では、天然物に近いものです。しかし、ウサギの目に点眼した実験では、強い刺激性があり、その後ほとんど回復が見られませんでした。口から入った場合どうなるかはわかりませんが、粘膜《ねんまく》への刺激性が強いようなので、食道や胃などの粘膜への影響が多少気になります。

**水酸化Ca（カルシウム）**〔製造用剤（凝固剤）／合成〕

# 刺身加工品

スーパーには、まぐろやいかなどの刺身がズラッと並んでいますが、それらの多くは生鮮物ではなく、実は加工品なのです。パックの裏のラベルをよく見てください。「○○加工品」という表示がありませんか？　まぐろやいかなどを刺身用に切ってパックに入れれば、加工品となってしまうのです。そして、酸化防止剤のビタミンE（V・E）やビタミンC（V・C）、pH調整剤などが使われています。

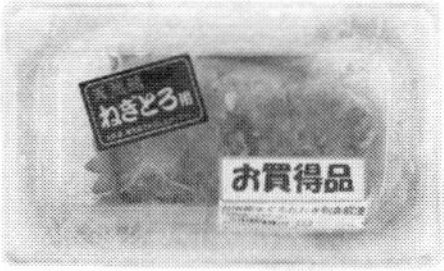


酸化防止剤は、刺身が酸化して色や味が変わるのを防ぎます。ビタミンEやCの場合、安全性は問題ありません。pH調整剤は保存性を高めますが、具体名が表示されていないので、不安が残ります。さらにまぐろの場合、切り身は植物油を混ぜててりと味をつけ、すき身のねぎとろは、調味料（アミノ酸等）が添加されています。「これで、刺身といえるの？」といいたくなります。

✺**pH調整剤**〔合成〕、✺**調味料（アミノ酸等）**〔合成〕、✺**酸味料**〔合成〕、○**ビタミンE**〔酸化防止剤／合成〕、○**ビタミンC**〔酸化防止剤／合成〕、○**酒精**〔一般飲食物添加物〕

## シーチキン（まぐろ・かつおの油漬け・水煮缶詰）

まぐろやかつおの「シーチキン」は根強い人気があります。「野菜サラダに使う」という人も多いでしょう。缶詰なので、保存料は使われていません。しかし、調味料（アミノ酸等）や甘味《かんみ》料のソルビット（ソルビトール）、増粘《ぞうねん》剤のグァーガムなどが使われています。

調味料（アミノ酸等）は、L-グルタミン酸Na（ナトリウム）をメインにしたものです。L-グルタミン酸Naは実に多くの食品に使われていて、Na（食塩の成分）も一緒に多くとることになるので、その点も注意してください。ソルビットは、デンプンやブドウ糖などを原料に作られていますが、もともと果実や海藻《かいそう》などにふくまれている甘味成分なので、心配はありません。グァーガムは、マメ科のグァーの種子から抽出《ちゅうしゅつ》されたトロミ成分ですが、動物実験で、やや毒性が認められているので、気になるところです。

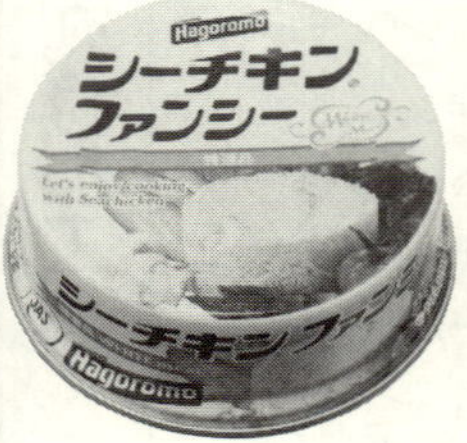


**✸調味料（アミノ酸等）**〔合成〕、**✸グァーガム**〔増粘剤／天然〕、○**ソルビット（ソルビトール）**〔甘味料／合成〕

# ジャム

「手作りのジャムとは、どこか違う」——市販のいちごジャムやりんごジャムを食べた人は、こう感じると思います。家で作るときは、いちごなどを煮てつぶし、砂糖を加えてできあがり。しかし市販の製品には、ゲル化剤のペクチン、酸味料、クエン酸Na（ナトリウム）などが添加されています。

市販のジャムをスプーンですくうと、プルプルしています。こうした状態にするのがゲル化剤です。ただし、ペクチンは、もともと果実にふくまれる多糖類なので、心配はありません。しかし、酸味をつけたり保存性を高めるために添加されている酸味料は、具体名が表示されていないので、その点が不安です。クエン酸Naは、味つけや保存の目的で使われていますが、ほとんど心配はありません

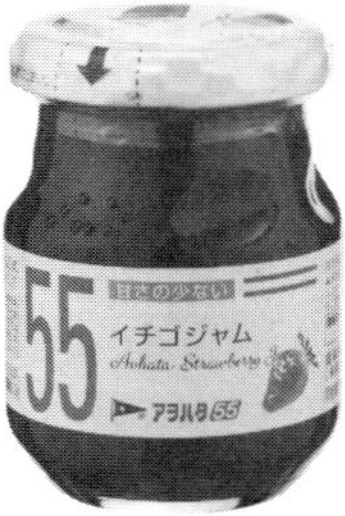


**▒酸味料**〔合成〕、○**ペクチン**〔ゲル化剤・増粘剤／天然〕、○**クエン酸Na（ナトリウム）**〔酸味料・調味料／合成〕

# ジュース類

サントリーの「なっちゃん」やニチレイの「アセロラドリンク」など、いろんなジュース類が出ています。無果汁と果汁入りがありますが、どちらにも酸味料、香料、ビタミンCなどが添加されています。酸味料は酸味を出すためのもので、クエン酸など20品目以上ある中から数品目がピックアップされて使われます。それほど毒性の強いものはありませんが、何が使われているのか不明です。乳酸かクエン酸の可能性大です。人によっては口や胃に刺激を感じることがあります。

香料は、１００品目近くあり、その中から数品目を組み合わせて香りを作り、添加されます。中には毒性の強いものがありますが、何が使われているのかわかりません。人工的な強烈《きょうれつ》なにおいがするので、

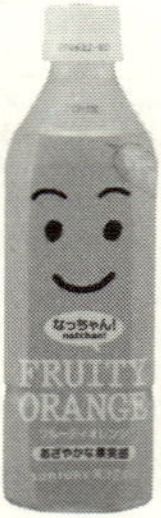


それが嫌いな人や、気分が悪くなる人もいます。ビタミンCは、栄養強化というより、酸化防止のためでしょう。

✸**酸味料**〔合成〕、✸**香料**〔合成〕、✸**ステビア**〔甘味料／天然〕、○**ビタミンC**〔栄養強化剤・酸化防止剤／合成〕

# 食パン

「朝は食パンにコーヒー」という人は多いと思いますが、食パンには、イーストフード、乳化剤、ビタミンC（V・C）などが使われています。イーストフードは、16品目ある添加物の中から数品目をピックアップして、パン酵母《こうぼ》（イースト）に混ぜられます。いわば膨張《ぼうちょう》剤です。塩化アンモニウムなど毒性の強いものがありますが、何が使われているのかわからず不安です。乳化剤は、バターやマーガリンなどがパン生地《きじ》に均一に混じるようにします。安全性に不安のあるものもありますが、これも何か不明。V・Cは問題ありません。

なお、**山崎製パンの角型食パンには、小麦粉改良剤の臭素酸《しゅうそさん》K（カリウム）が使われていますが、これには実は発ガン性がある**のです。「パンには残らない」といいますが、不安だけは残ってしまいます。パスコの「超熟」は添加物なし。

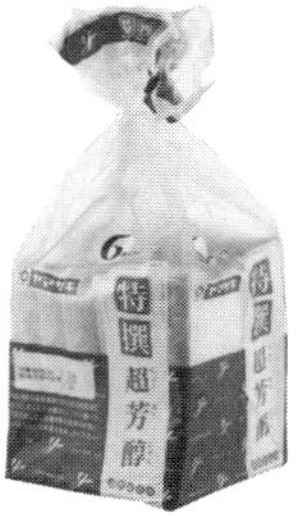


✹**臭素酸K（カリウム）**〔小麦粉改良剤／合成〕✹**イーストフード**〔合成〕、✹**乳化剤**〔合成〕、✹**香料**〔合成〕、○**ビタミンC（V.C）**〔小麦粉改良剤・酸化防止剤／合成〕、○**酢酸Na（ナトリウム）**〔pH調整剤／合成〕、

## シリアル・栄養調整食品

「手軽だし、健康にもよさそう！」と人気の高いシリアル（穀物加工食品）。「クリーム玄米《げんまい》ブラン」（アサヒフードアンドヘルスケア）や「毎日果実」（グリコ）などが代表的です。原材料は、小麦粉、卵、チーズパウダーなどで、ビタミンEや$B_2$など各種のビタミン類が強化され、いかにも体によさそうです。しかし、いずれの製品にも香料が添加されています。

香料は、人工的に合成された化学物質で、100品目程度あって、その中から何品目もピックアップし、混ぜて使われます。中には、毒性の強いものもありますが、何が使われているのかわからないので不安です。メーカーが消費者の健康を真剣に考えているなら、香料を安易に使うことはできないはず。このほか、イーストフードやカラメル色素、酸味料なども使われています。

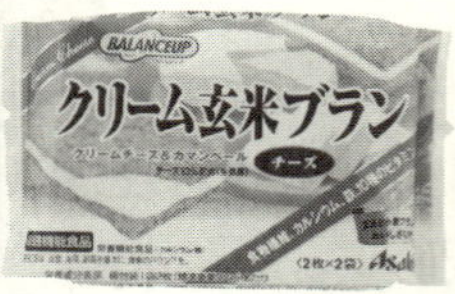


**香料**〔合成〕、**イーストフード**〔合成〕、**カラメル色素**〔着色料／天然〕、**酸味料**〔合成〕、○**ペクチン**〔ゲル化剤／天然〕、○**ビタミンE**〔栄養強化剤・酸化防止剤／合成〕、○**ビタミン$B_2$**〔栄養強化剤・着色料／合成〕

# スナック菓子

「ポテトチップスやコーンスナックが大好き」という子どもはとても多い。しかし、L-グルタミン酸Na（ナトリウム）をメインにした調味料（アミノ酸等）がタップリ添加されているので、要注意です。また、食べすぎは食塩やカロリーの過剰摂取《せっしゅ》となり、肥満や高血圧をまねくことになります。「最近、太った子どもが多い」と感じている人が多いと思います。その一因はスナック菓子にあるのではないでしょうか。

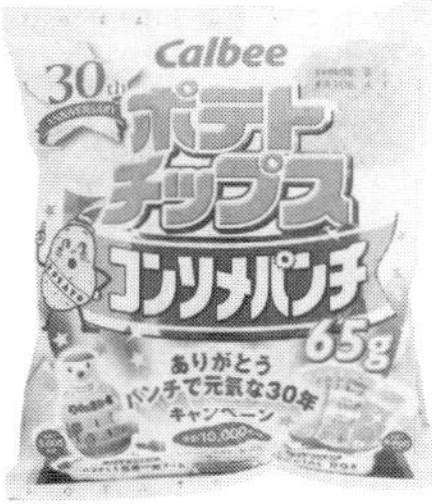


製品によっては、天然甘味《かんみ》料のステビアが添加されています。EU委員会では、ステビアが体内で代謝《たいしゃ》されてできた物質が、オスの精巣《せいそう》に悪影響をもたらすとの理由で、使用を認めていません。シンガポールや香港《ホンコン》でも使用禁止。成長期の子どもや若い男性は、ステビア入りの製品は避けたほうがよさそうです。

**調味料（アミノ酸等）**〔合成〕、**ステビア**〔甘味料／天然〕、**酸味料**〔合成〕、**カラメル色素**〔着色料／天然〕、○**パプリカ色素**〔着色料／天然〕、○**ベニコウジ（紅麹）色素**〔着色料／天然〕、○**香辛料抽出物**〔天然〕

# スパゲティソース

「スパゲティには、缶詰やレトルトのソースを使う」という人も多いと思います。なにしろ簡単ですから。しかし、いずれの製品にも、L‐グルタミン酸Na（ナトリウム）をメインにした調味料（アミノ酸等）が使われています。一度食べただけで、脳に記憶されるような〝濃い〟味を出せるからでしょう。

L‐グルタミン酸Naはあまりにもたくさんの食品に使われていて、知らず知らずにその味に慣らされてしまって、それが添加されていないと「物足りない」と感じてしまう人も少なくないようです。これはあまり好ましいことではないでしょう。また、カラメル色素が添加された製品も少なくありません。この色素には、細菌《さいきん》の遺伝子を突然変異させるものがあります。人間の細胞も突然変異をくり返すと、ガン化につながる心配があります。

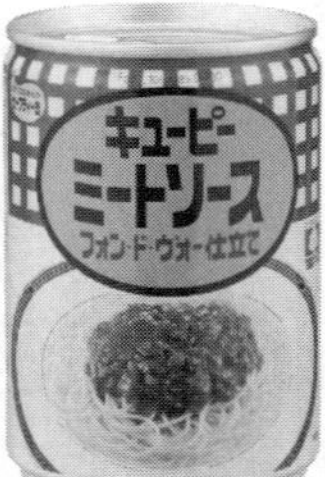


**✺調味料（アミノ酸等）**〔合成〕、**✺カラメル色素**〔着色料／天然〕、
**○香辛料抽出物**〔天然〕

# スポーツドリンク

「風呂上がりに飲むと、おいしい」と、スポーツドリンクをガブガブ飲んでいる人もいるようです。代表的なのは、なんといっても「ポカリスエット」（大塚製薬）。ナトリウムやカリウムなどミネラルをふくんでいます。汗をかくと、一緒にナトリウムやカリウムなどが排泄《はいせつ》されるので、それらを補うスポーツドリンクを「おいしい」と感じるのでしょう。

しかし、ミネラル成分のほかにＬ－グルタミン酸Naなどの調味料（アミノ酸等）、酸味料、香料が添加されています。日本人は子どものときから、Ｌ－グルタミン酸Naの味に慣らされ、その味覚がしみついているので、これを添加すると売れゆきがよくなるのでしょう。酸味料と香料は、具体名が表示されていないので、何が使われているのかわかりません。そもそもスポーツドリンクでわざわざミネラルをとる必要があるのか、疑問に感じます。ナトリウムなどは食事でとりすぎているのですから。

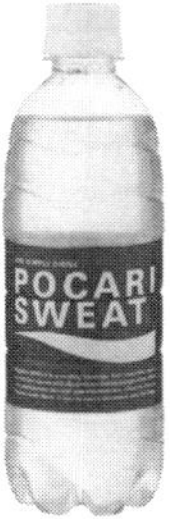


▒**調味料（アミノ酸等）**〔合成〕、▒**酸味料**〔合成〕、▒**香料**〔合成〕、○**ビタミンC（V.C）**〔酸化防止剤／合成〕

# ゼリー

コーヒーゼリーやフルーツゼリーには、「ゼラチンが使われている」と思っている人が多いでしょう。しかし、実際はそうではありません。ゲル化剤の増粘多《ぞうねんた》糖類《とうるい》が使われているのです。はっきりいって〝まがいもの〟です。増粘多糖類は、樹皮や海藻《かいそう》、細菌《さいきん》などから抽出された粘性《ねんせい》物質。ゼラチンのように固まった状態になるので、それを利用しているのです。

増粘多糖類は1品目だけ添加した場合、具体名が表示されますが、2品目以上添加すると、なぜか「増粘多糖類」という略称表示でよいのです。そのため何が使われているのかわかりません。中には安全性に不安のあるものも。このほか香料、酸味料、乳化剤なども使われますが、これらも具体名は表示されず、不安を感じます。本来のゼリーではないので、私にはおいしいとは思えません。

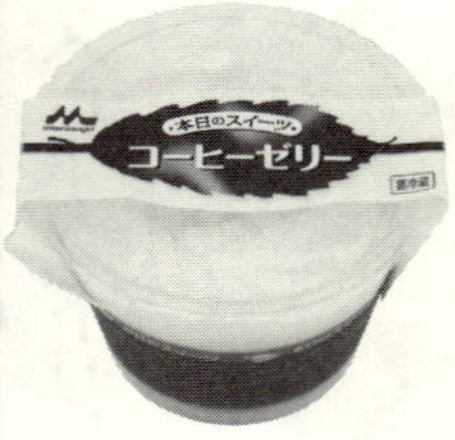


**増粘多糖類**〔ゲル化剤／天然〕、**香料**〔合成〕、**酸味料**〔合成〕、**乳化剤**〔合成〕、**カラメル色素**〔着色料／天然〕

# せんべい

日本古来のお菓子、せんべい。「あの香りと味が好き」という人も多いと思います。しかし、残念ながらあの味は〝古来〟の味ではないのです。L-グルタミン酸Na（ナトリウム）をメインにした調味料の味なのです。

L-グルタミン酸Naは、もともとはこんぶにふくまれるうまみ成分ですが、いまは人工的に作られていて、たくさんの食品に添加されています。毒性は低いのですが、一度に大量にとると、人によっては顔から腕や胸にかけて、熱くなったり、しびれを感じたりします。体がうまく処理できず、拒否反応がおこるようです。甘味《かんみ》料のソルビット（ソルビトール）やカラメル色素などを使った製品もあります。ソルビットはもともと果物などに含まれている甘味成分。カラメル色素は糖分などを焦《こ》がして作った茶色の色素です。

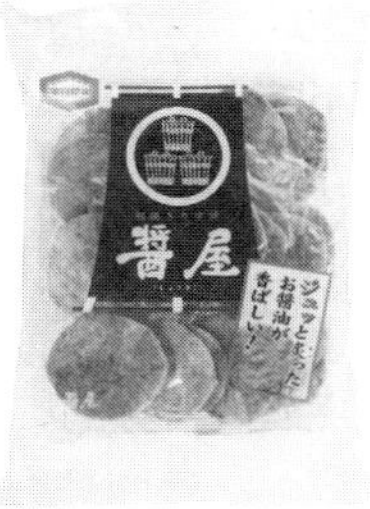


✺**調味料（アミノ酸等）**〔合成〕、✺**カラメル色素**〔着色料／天然〕、◯**ソルビット（ソルビトール）**〔甘味料／合成〕、◯**トレハロース**〔製造用剤／天然〕、◯**パプリカ色素**〔着色料／天然〕

# ソース

ソースは、長期間常温で置いておいても腐《くさ》ることがありません。でも、保存料は使われていません。「じゃあ、どうして?」。その秘密は、原材料の醸造酢《じょうぞうす》にあります。酢の主成分は酢酸《さくさん》ですが、酢酸には細菌《さいきん》がふえるのを防ぐ働きがあります。また、同じ働きのある食塩もふくまれています。

保存料が使われていないのはいいのですが、茶色い色をつけるためにカラメル色素が、さらにトロミをつける増粘《ぞうねん》多糖類《たとうるい》や調味料（アミノ酸等）が使われています。カラメル色素は、デンプンなどを加熱して作りますが、その際にアンモニア化合物などを混ぜたものがあって、それには、細菌の遺伝子を突然変異させたり、染色体を切断する作用があります。これらの作用は、細胞のガン化と深い関係があります。スーパーでは、無添加のソースも売られているので、できればそちらを買ってください。

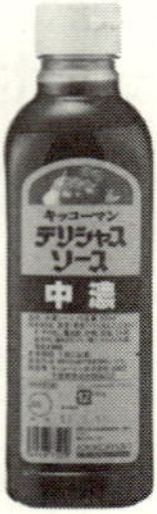


✸**カラメル色素**〔着色料／天然〕、✸**増粘多糖類**〔増粘安定剤／天然〕、✸**調味料（アミノ酸等）**〔合成〕

# 即席味噌汁

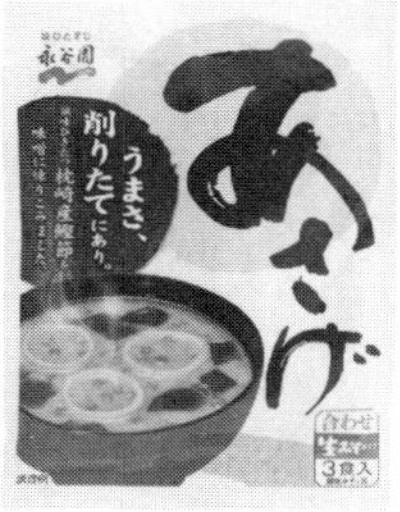


即席味噌汁は、まさしく日本人の知恵といえます。「簡単にけっこうおいしい味噌汁ができる」と、気に入っている人も多いようです。味噌のほか、こんぶエキス、にぼしエキス、あさりエキス、調味料（アミノ酸等）、デキストリンなどが使われています。

「エキスって、何？」という疑問の声も。文字どおり、こんぶやにぼしなどのエキス分ということですが、その製造法や内容は秘密のベールに包まれています。添加物とは違いますが、製造の際に使われた添加物が残っていないのか、気になるところです。デキストリンは、多糖類の一種で食品に分類されていて、問題はありません。調味料は、いろいろな食品に使われていますが、「味の素」の主成分のL－グルタミン酸Naをメインにしたものです。ほかに、酒精《しゅせい》すなわちアルコールが保存に使われています。

**調味料（アミノ酸等）**〔合成〕、◯**酒精（エチルアルコール）**〔一般飲食物添加物〕、◯**ビタミンE**〔酸化防止剤／合成〕、◯**クエン酸**〔酸味料／合成〕

# 大福・だんご・どら焼き

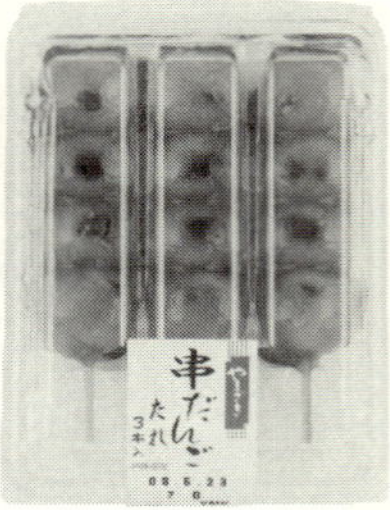


「小腹が空いたときは大福やだんご」という人も多いでしょう。「どら焼きがいい」という人もいるかも。原材料は、あん、もち米、小麦粉、砂糖などですが、**大福やだんごには**グリシンや酵素《こうそ》、**まれに保存料のしらこたん白《ぱく》が**、どら焼きには膨張剤《ぼうちょうざい》が**使われています**。

グリシンはアミノ酸の一種で、味つけや保存の目的で使われています。動物に大量にあたえると、中毒症状をおこします。ただし、人間にはおこらないようです。酵素は細菌《さいきん》などから抽出《ちゅうしゅつ》した特定のタンパク質で、品質保持のために使われています。数が多く、毒性はよく調べられていません。しらこたん白は、魚の精巣から抽出されたものですが、動物実験で、白血球や肝《かん》重量の減少をおこしました。膨張剤は、一般に重曹《じゅうそう》をメインにしていますが、具体名は不明。口に違和感をおぼえたり、胸焼けをおこすことがあります。

**しらこたん白**〔保存料／天然〕、**グリシン**〔調味料／合成〕、**酵素**〔天然〕、**膨張剤**〔合成〕、**コチニール色素**〔着色料／天然〕、**pH調整剤**〔合成〕、**調味料（アミノ酸等）**〔合成〕

# チーズ

「ナチュラルチーズとプロセスチーズって、どう違うの？」と疑問に思う人もいるでしょう。牛乳ややぎの乳に乳酸菌やレンネットという凝固《ぎょうこ》剤を加えて、発酵《はっこう》させたものがナチュラルチーズ。それを何種類か集めて溶《と》かし、乳化剤で整形したのが、プロセスチーズです。

この際に使われる乳化剤は、通常の食品に使われているものとは違います。クエン酸Ca（カルシウム）やポリリン酸Na（ナトリウム）など23品目が認められていて、それらからピックアップして使われます。しかし、どれが使われても「乳化剤」としか表示されません。これらの乳化剤の中には、動物実験で、腎臓《じんぞう》障害をおこしたり、尿《にょう》細管に炎症《えんしょう》をおこすものもあるので、心配です。ナチュラルチーズは、添加物は使われていないので、そちらを買いもとめたほうがよいでしょう。

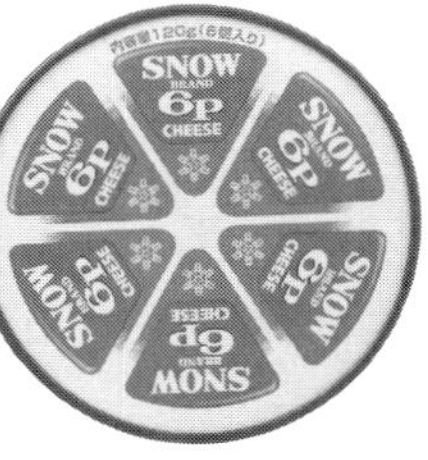


**乳化剤**〔合成〕

# ちくわ・はんぺん

「おでんのちくわやはんぺんが好き」という人も多いでしょう。これらには、以前は保存料のソルビン酸が使われていましたが、いまはほとんど使われていません。製造の際の衛生管理を厳しくして、保存料を使わないですむようにしたのです。よいことですね。

しかし、調味料（アミノ酸等）や増粘多《ぞうねんた》糖類《とうるい》は、しっかり添加されています。調味料（アミノ酸等）は、「味の素」の主成分のL－グルタミン酸Na（ナトリウム）をメインにしたもの。増粘多糖類は、樹皮《じゅひ》や海藻《かいそう》などから抽出《ちゅうしゅつ》されたトロミ成分です。**ただし、いまでも保存料が使われた製品がまったくないわけではないので、表示をよく見てたしかめてください。**ソルビン酸は、胃や腸などの粘膜《ねんまく》を刺激する心配があり、落花生油《らっかせいゆ》または水に溶《と》かしてラットに注射した実験では、注射したところにガンが発生しています。

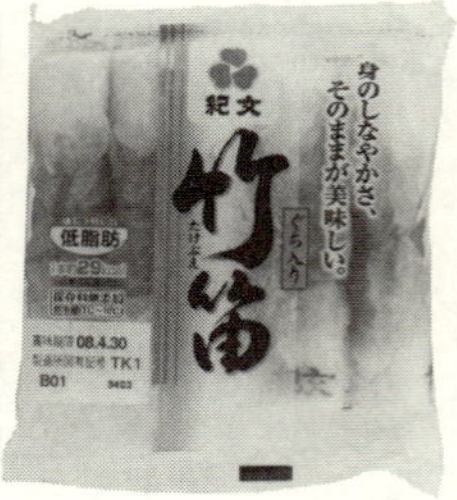


✸**ソルビン酸**〔保存料／合成〕、✸**調味料（アミノ酸等）**〔合成〕、✸**増粘多糖類**〔増粘安定剤／天然〕

## 中華合わせ調味料

家庭で手軽に本格中華の味が出せるということで人気の高い中華合わせ調味料。味の素の「クックドゥ」を筆頭に、いろいろなメーカーから多種多様な商品が出ています。「けっこういい味」と感じている人も多いと思います。しかし、どの商品も味つけが濃くて（食塩を1・5g前後ふくむ）、塩分をとりすぎる心配があります。また、L－グルタミン酸Na（ナトリウム）をメインにした調味料（アミノ酸等）が必ず使われ、そのほか、酸味料や増粘《ぞうねん》剤、着色料なども。

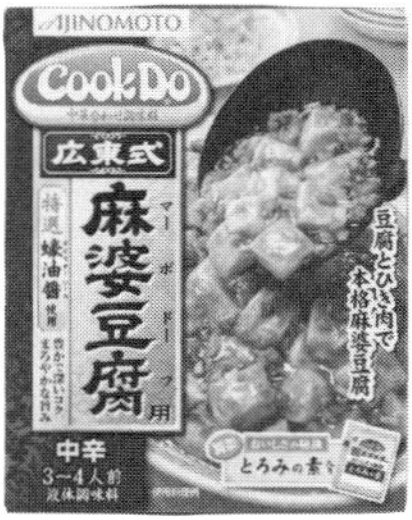


メーカーは、L－グルタミン酸Naを安易に使いすぎです。日本人全体が〝L－グルタミン酸Naづけ〟になってしまっているかのようです。酸味料は、何が使われているのかわからず不安ですが、乳酸かクエン酸の可能性大。こうした製品を買うときは、食塩が少なく、添加物も少ないものを。

✹**調味料（アミノ酸等）**〔合成〕、✹**カラメル色素**〔着色料／天然〕、✹**酸味料**〔合成〕、○**パプリカ色素**〔着色料／天然〕、○**キサンタンガム**〔増粘剤／天然〕

# チョコレート

子どもから大人まで、みんな「大好き」なチョコレート。原料はカカオマスやココアバターですが、これらを均一に混ぜるために乳化剤が使われています。これは、油と水など混じりにくいものを混じりやすくするもので、6品目あります。5品目は、食品成分に近いものですが、1品目は自然界にはない化学物質です。しかし、「乳化剤」としか表示されないので、どれが使われているのかわかりません。

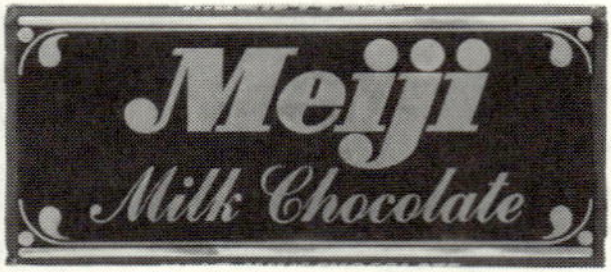


大豆《だいず》から抽出《ちゅうしゅつ》されたレシチンが、乳化剤として使われた製品もあります。大豆にふくまれる脂質《ししつ》の一種なので心配ありませんが、大豆アレルギーの人は注意してください。このほか、香料が使われています。全部で100品目程度あって、中には危険なものがありますが、何が使われているのか不明。製品によっては、天然色素のビートレッドやカロチノイド、増粘多糖類なども使われています。

✹**乳化剤**〔合成〕、✹**香料**〔合成〕、✹**クチナシ色素**〔着色料／天然〕、✹**増粘多糖類**〔増粘安定剤／天然〕、○**レシチン**〔乳化剤／天然〕、○**ビートレッド**〔着色料／天然〕、**カロチノイド色素**〔着色料／天然〕

## 佃煮《つくだに》

江戸時代に、東京湾の佃島《つくだじま》で作られていたのが、その名の由来の佃《つくだ》煮《に》。小魚、こんぶ、ふきなどを醤油《しょうゆ》と砂糖で煮つめ、塩分濃度を高めて保存性をよくしています。ですから、保存料は使われていません。

しかし、調味料（アミノ酸等）、増粘多糖類、甘味《かんみ》料のカンゾウ、カラメル色素などが使われています。

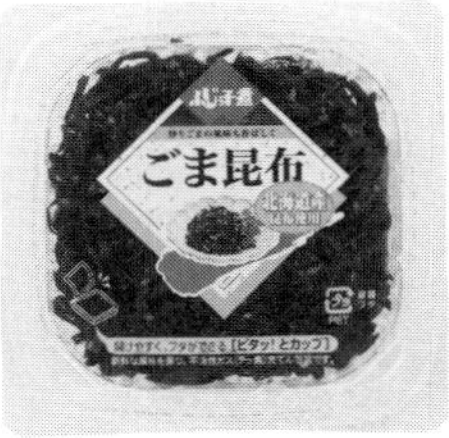


調味料（アミノ酸等）は、L－グルタミン酸Na（ナトリウム）をメインにしたもの。増粘多糖類は、樹皮《じゅひ》や海藻《かいそう》などから抽出したトロミ成分。中には安全性に不安のあるものもありますが、具体名が表示されていません。カンゾウは、マメ科の甘草《かんぞう》から抽出《ちゅうしゅつ》した甘味成分で、それほど心配はありません。カラメル色素は、デンプンなどを加熱処理して作られますが、細菌《さいきん》の遺伝子を突然変異させるものがあります。これはガンと深い関係があります。

**調味料（アミノ酸等）**〔合成〕、**増粘多糖類**〔増粘安定剤／天然〕、**カラメル色素**〔着色料／天然〕、**酸味料**〔合成〕、○**カンゾウ（甘草）**〔甘味料／天然〕

# ドレッシング

　野菜サラダに欠かせないドレッシング。「簡単で、おいしい」とやたらとふりかけている人もいますが、脂肪《しぼう》と食塩を多くふくむ製品が多いので、とりすぎには注意してください。添加物としては、調味料（アミノ酸等）、酸味料、増粘《ぞうねん》剤のキサンタンガムなどが使われています。調味料は、L-グルタミン酸Na（ナトリウム）をメインにしたもの。酸味料は、何が使われているかわかりませんが、一般に乳酸やクエン酸が多く使われています。

　キサンタンガムは、ある種の細菌《さいきん》から抽出《ちゅうしゅつ》された多糖類の粘性《ねんせい》物質です。人間に食べさせた実験がおこなわれていますが、とくに問題のあるような結果は出ていません。イヌに投与した実験では、便がやわらかくなって、成長がやや悪くなり、コレステロール値が下がったという結果になりました。ただ、それほど悪い影響ではないようです。

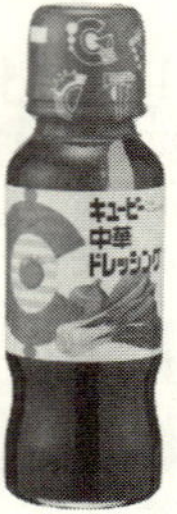


❋**調味料（アミノ酸等）**〔合成〕、❋**酸味料**〔合成〕、○**キサンタンガム**〔増粘剤／天然〕

# 生《なま》そば・生うどん

さっと茹《ゆ》でてつゆをかければできあがり。この簡単さがウケている生《なま》そばや生うどん。「カップのうどんやそばとどう違うの？」という疑問をもつ人もいるかもしれませんが、その違いは、なんといっても添加物の少なさにあります。

使われているのは、酸味料、乳化剤、増粘多糖類《ぞうねんたとうるい》など。酸味料は、保存のために添加されていますが、クエン酸などもともと食品にふくまれているものが多いので、それほど危険性はありません。ただし、具体名がわかりません。乳化剤は、水と油などを混ざりやすくするために使われています。食品成分に近いものが多いのですが、1品目だけ自然界にない化学物質があります。しかし、「乳化剤」としか表示されず。増粘多糖類は、問題のあるものもありますが、これも具体名は表示されず。無添加の製品も売られています。

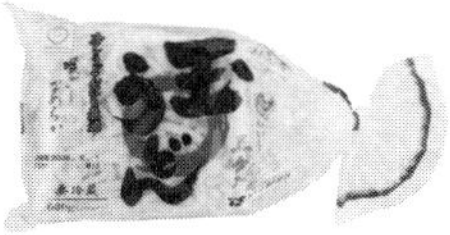

**酸味料**〔合成〕、**乳化剤**〔合成〕、**増粘多糖類**〔増粘安定剤／天然〕

# 生《なま》ラーメン

「インスタントラーメンとの違いは？」と問われたら、麺《めん》を油で揚げていないこと、添加物が少ないことをあげます。油で揚げていないので、有害な過酸化脂質《かさんかししつ》ができることはなく、酸化防止剤は必要ありません。

麺にはかんすいやクチナシ色素、増粘多糖類などが使われています。かんすいは、ラーメン独特の香りや色を出すものです。それほど毒性は強くありませんが、敏感な人はにおいが気になったり、胸焼けをおこすことがあります。クチナシ黄《き》色素はクチナシの花から抽出《ちゅうしゅつ》した黄色い色素で、それほど強い毒性はありません。増粘多糖類は、樹皮《じゅひ》や海藻《かいそう》などから抽出したトロミ成分。添付のスープには、調味料（アミノ酸等）、カラメル色素、酸味料などが。残念ながら無添加の製品はまずないので、できるだけ添加物の少ないものを。

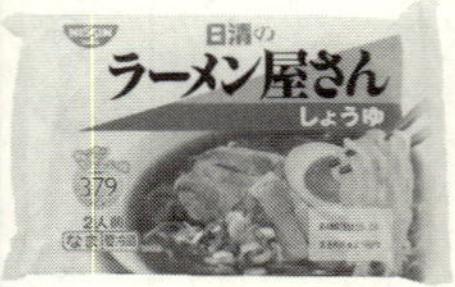


✺**かんすい**〔合成〕、✺**クチナシ色素**〔着色料／天然〕、✺**増粘多糖類**〔増粘安定剤／天然〕、✺**調味料（アミノ酸等）**〔合成〕、✺**カラメル色素**〔着色料／天然〕、✺**香料**〔合成〕、○**ソルビット（ソルビトール）**〔甘味料／合成〕、○**酒精**〔一般飲食物添加物〕、○**ビタミンE（V.E）**〔酸化防止剤／合成〕

# 生《なま》わさび・生からし

生わさびや生からしが売り出されたとき、「便利なものを考え出すものだ」と感心した人も多いはず。しかし、便利な製品を作り出すためには、いくつもの添加物が必要だったのです。酸味料、乳化剤、ミョウバン、増粘剤のキサンタンガム、着色料のクチナシ色素やターメリックなどです。

酸味料は、酸味をもたせるとともに保存性を高めます。乳化剤は、水と油など混じりにくいものを混ぜ合わせます。ミョウバンは色を保つ働きがありますが、多くとると胃に炎症《えんしょう》をおこすことがあります。着色料のクチナシ色素は、クチナシの実から抽出《ちゅうしゅつ》された青や黄、赤の色素。動物に大量にあたえた実験では、下痢《げり》や肝臓《かんぞう》に出血が見られました。**生からしに使われるターメリック（ウコン色素）は、ウコンから抽出された色素ですが、動物実験で肝細胞のガンがふえたという結果が出ています。**

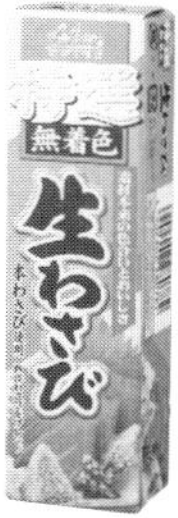


**ターメリック（ウコン色素）**〔着色料／天然〕、**酸味料**〔合成〕、**乳化剤**〔合成〕、**ミョウバン**〔保色剤／合成〕、**クチナシ色素**〔着色料／天然〕、◯**キサンタンガム**〔増粘剤／天然〕、◯**セルロース**〔増粘安定剤／一般飲食物添加物〕

# 乳酸菌飲料

「健康によさそう！」と、乳酸菌飲料（乳酸菌で発酵《はっこう》させた飲み物）を飲んでいる人は多いと思います。「ヤクルト」や「植物乳酸菌ラブレ」（カゴメ）などが代表的です。しかし、納得のいかないことがあります。乳、果汁、乳酸菌など自然に近い、体によいものを使いながら、合成の香料を添加していることです。

香料は人工的に作られた化学物質をいくつも組み合わせたもので、たいてい鼻をつく強烈《きょうれつ》なにおいがします。メーカーは、このにおいで消費者をひきよせようとしているのでしょうが、私などは、かえってこのにおいをかいだだけで、飲みたくなくなります。香料は、１００品目くらいあって、中には毒性の強いものもあるので、なおさらです。

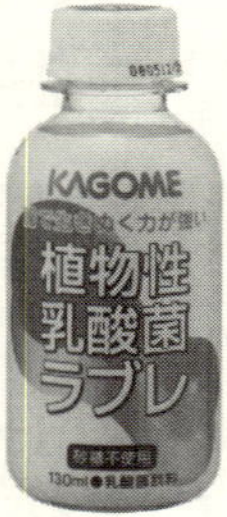


メーカーには、安易に香料に頼るのではなく、本来の香りで消費者をひきよせてほしいと思います。

✺**香料**〔合成〕、○**ペクチン**〔増粘安定剤／天然〕

# 100%果汁《かじゅう》ジュース

「栄養があって、安全」と思って、100%果汁ジュースを買っている人も多いと思います。しかし、実際には「100%果汁《かじゅう》」ではないのです。香料が添加されているからです。これらの果汁はほとんどが、濃縮還元されたものです。つまり、搾《しぼ》った果汁の水分を一度蒸発《じょうはつ》させ濃縮し、それに再び水を加えて薄め、元のような状態にしているのです。こうすると体積が減って保管や輸送が簡単になり、コストを低くおさえることができます。

しかし、肝心《かんじん》な香りがなくなってしまいます。そこで、香料を添加するのです。「100%なのに、そんなのおかしい」と誰もが思うでしょう。しかし、これが現実なのです。香料は100品目くらいあって、中には毒性の強いものもありますが、何品目あるいは何十品目使っても、「香料」としか表示されません。香料を使っていない製品も、少ないながらあります。

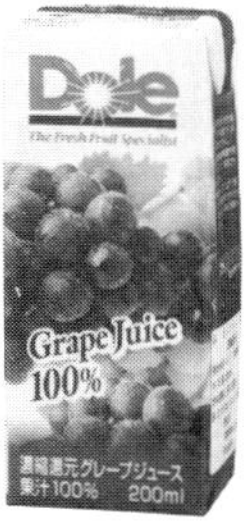


**香料**〔合成〕

# ふりかけ

「おかずが足りないときに、とても便利」というふりかけ。乾燥した製品なので、保存料は使われていません。しかし、調味料（アミノ酸等）、甘味《かんみ》料のステビアやカンゾウ、着色料のカラメル色素やカロチノイド色素、ベニコウジ色素などが使われています。

調味料（アミノ酸等）は本当によく使われていて、本書にも何度も登場しています。ステビアは、キク科のステビアの葉から抽出《ちゅうしゅつ》された甘味成分ですが、ＥＵ委員会では、体内で代謝《たいしゃ》されてできた物質がオスの精巣に悪影響があるという理由で、使用を認めていません。カンゾウは、マメ科の甘草《かんぞう》から抽出した甘味成分。漢方薬にも使われていて、安全性にそれほど問題はありません。カラメル色素は、細菌の遺伝子を突然変異させるものがあります。カロチノイド色素やベニコウジ色素は、ほとんど問題ありません。

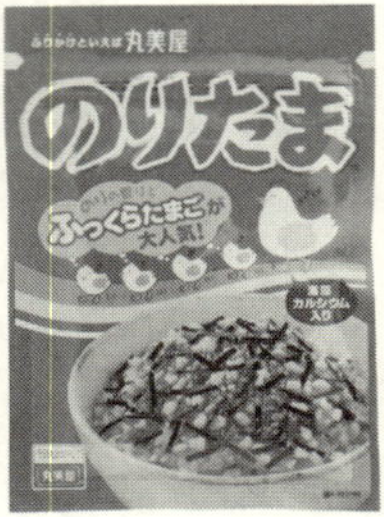


✸**調味料（アミノ酸等）**〔合成〕、✸**ステビア**〔甘味料／天然〕、✸**カラメル色素**〔着色料／天然〕、✸**酸味料**〔合成〕、○**ベニコウジ（紅麹）色素**〔着色料／天然〕、○**ビタミンE（V.E）**〔酸化防止剤／合成〕、○**ビタミンC（V.C）**〔酸化防止剤／合成〕、○**カンゾウ（甘草）**〔甘味料／天然〕、**カロチノイド色素**〔着色料／天然〕

# プリン

「プリンが嫌いだ」という子どもはまずいないようです。あの甘くてぷるんとした感触がたまらないのでしょう。しかし、その独特の感触は、乳と卵だけでなく、ゲル化剤の増粘多糖類《ぞうねんたとうるい》によって作り出されているのです。増粘多糖類は、樹皮《じゅひ》や海藻《かいそう》などから抽出したトロミ成分。これを添加したほうが作りやすく、お金もかからないのでしょう。

増粘多糖類にはたくさん種類があって、中には安全性に不安のあるものもあります。しかし、なぜか2品目以上使うと、具体名ではなく、「増粘多糖類」と略称で表示すればよいのです。そのため、消費者には何が使われているのかわかりません。「そんなのおかしい」と感じる人もいると思いますが、これが現実なのです。ほかに、香料、乳化剤、酸味料なども添加されていますが、これらも具体名は表示されていないので、不安を感じます。

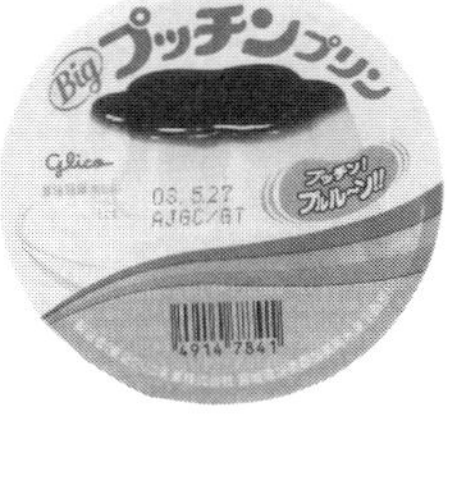


**増粘多糖類**〔ゲル化剤／天然〕、**香料**〔合成〕、**乳化剤**〔合成〕、**酸味料**〔合成〕、**カロテン色素**〔着色料／天然〕

# フルーツ缶詰

みかんやフルーツの缶詰には、酸味料、増粘多《ぞうねんた》糖類《とうるい》、甘味《かんみ》料のステビア、着色料などが使われています。酸味料は、クエン酸などいずれも酸の一種で、20品目以上あり、その中からピックアップされて使われます。それほど毒性の強いものはないのですが、何が使われているのか不明。一般的には乳酸かクエン酸の可能性大です。「フルーツ缶詰を食べると、口や胃が刺激される」という人がたまにいますが、おそらく酸味料が影響しているのでしょう。

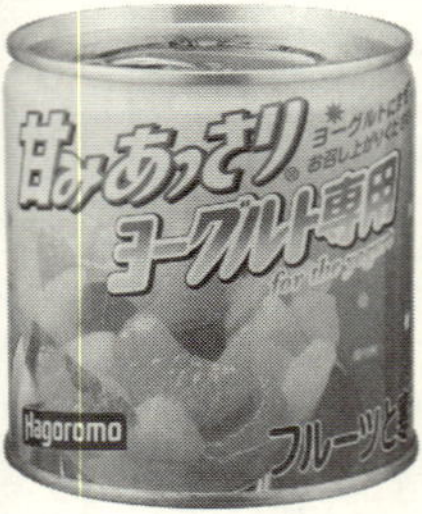


増粘多糖類は樹皮や海藻などから抽出した粘性《ねんせい》成分。安全性に不安があるものもありますが、具体名は不明。

ステビアは動物のオスの精巣に悪影響をもたらす可能性があり、EU委員会では使用を認めていません。**以前は赤いさくらんぼには赤１０４が使われていましたが、いまはほとんど天然着色料に変わっています。**

✹**赤104（赤色104号）**〔着色料／合成〕、✺**酸味料**〔合成〕、✺**増粘多糖類**〔増粘安定剤／天然〕、✺**ステビア**〔甘味料／天然〕、**カロチン**〔着色料／天然〕、○**乳酸Ca（カルシウム）**〔栄養強化剤／合成〕

# ポン酢

「鍋にはポン酢を使う」という家庭はとても多いと思います。代表的なのが、ミツカンの「味ぽん」。原材料は、醤油《しょうゆ》や醸造酢《じょうぞうす》などですが、添加物もけっこう使われています。まず、調味料（アミノ酸等）。「味の素」の主成分のL‐グルタミン酸Na（ナトリウム）をメインにしたものです。どうしてこうなんでもかんでもL‐グルタミン酸Naを使うのでしょうか？　メーカーは、「これを入れないと売れない」という呪縛《じゅばく》にしばられているかのようです。ポン酢なのですから、醤油と酢とかんきつ果汁をブレンドすれば、十分だと思うのですが。

ほかに、酸味料や香料も添加されています。醸造酢を原材料にしているのに、どうして酸味料が必要なのか、理解に苦しみます。さらに香料も添加されています。もっと本来の味のするポン酢を製造してもらいたいものです。醤油に「かぼす」や「すだち」をしぼって入れて、自家製ポン酢を作ってみては。

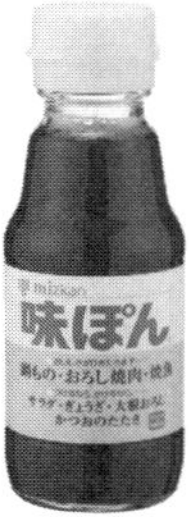


**調味料（アミノ酸等）**〔合成〕、**酸味料**〔合成〕、**香料**〔合成〕

# マーガリン（ファットスプレッド）

バターとマーガリンはどう違うのでしょうか？　バターは、牛の生乳から、一方、マーガリンは、コーン油や大豆油などの植物油から作られています。「でも、植物油は液体じゃないの？」という人もいるかも。植物油は不《ふ》飽和《ほうわ》脂《し》肪酸《ぼうさん》という脂肪が多く、常温では液状ですが、それに水素を吹き込んで結合させると（これを水素添加といいます）、飽和脂肪酸になって固まってきます。これがマーガリンです。

この際に、いま問題になっている「トランス脂肪酸」ができてしまいます。これは、悪玉《あくだま》コレステロールをふやして、動脈硬化をおこすとされています。さらにマーガリンには、乳化剤、香料、着色料などが使われています。香料の中には、毒性の強いものもありますが、何が使われているのかわかりません。使うなら、やっぱりバターがいいですね。

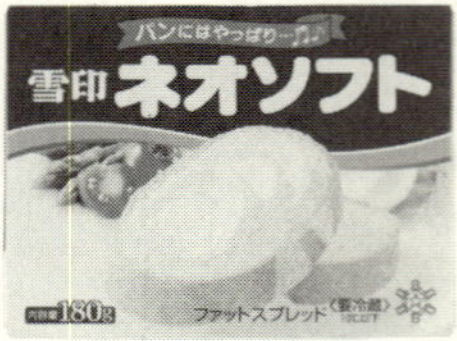


**✹乳化剤**〔合成〕、**✹香料**〔合成〕、**カロチン色素**〔着色料／天然〕

# マヨネーズ

「マヨネーズは、卵と酢でできている」と思っている人が多いと思いますが、そのほかに調味料（アミノ酸等）や増粘多《ぞうねんた》糖類《とうるい》も使われています。

調味料（アミノ酸等）は、「味の素」の主成分であるL－グルタミン酸Na（ナトリウム）をメインにしたもの。L－グルタミン酸Naは、もともとはこんぶに含まれるうまみ成分ですが、人工的に合成されたものを一度に大量にとると、人によっては顔から腕にかけて熱くなったり、しびれを感じることがあります。また、高血圧の原因となるNa（食塩の成分）をとることになります。増粘多糖類は粘《ねば》りをもたせるもので、問題のあるものもありますが、何が使われているのか不明。

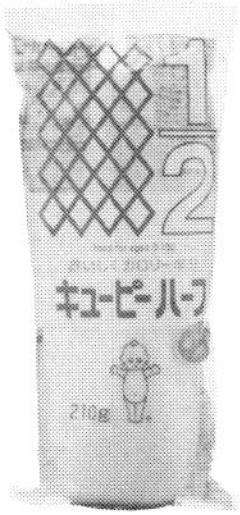


ほかに、「たん白《ぱく》加水分解物」が使われています。これは、大豆や肉のタンパク質を塩酸などで分解してアミノ酸にしたもので、添加物ではなく食品に分類されています。

**調味料（アミノ酸等）**〔合成〕、**増粘多糖類**〔増粘安定剤／天然〕、**たん白加水分解物**

# ミートボール

「ハムと同じように避けたほうがいいの？」と不安を感じる人も多いと思いますが、ハムやウィンナーと違って発色剤は使われていません。ケチャプや醤油《しょうゆ》などで味つけしているので、色をあざやかに保つ必要がないのです。ただ、調味料（アミノ酸等）、pH調整剤、増粘多糖類などが使われています。

調味料は、L－グルタミン酸Naをメインにしていて、とりすぎると、人によっては顔から腕にかけて熱くなったり、しびれを感じることがあります。pH調整剤は、クエン酸など本来食品にふくまれるものが多

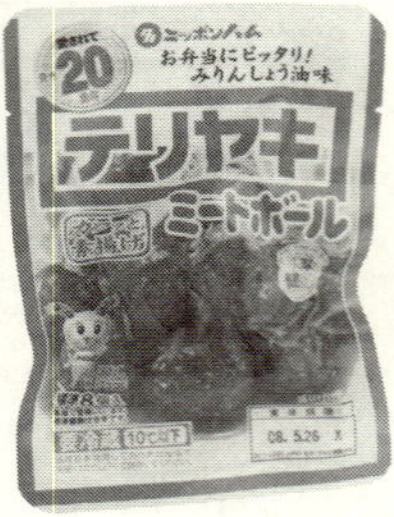


いので、それほど危険ではありませんが、何が添加されているのかわからず、その点が不安です。増粘多糖類は、樹皮《じゅひ》や海藻《かいそう》などから作られたトロミ成分です。中には問題のあるものもありますが、これも何か不明。無添加の製品も多いので、そちらを。

**調味料（アミノ酸等）**〔合成〕、**pH調整剤**〔合成〕、**増粘多糖類**〔増粘安定剤／天然〕、**カラメル色素**〔着色料／天然〕、**リン酸塩（Na）**〔製造用剤／合成〕

# 麺《めん》つゆ

生《なま》そばや生うどんに欠かせないのが麺《めん》つゆ。テレビでもよく宣伝されています。「いろいろあるけど、どこが違うの？」と思っている人も多いでしょう。製品によって、かつおやこんぶなど原材料が多少違っていますが、たいてい調味料（アミノ酸等）が添加されています。天然のだしだけではコストが高くなるからでしょう。

調味料（アミノ酸等）は、「味の素」の主成分のＬ－グルタミン酸Na（ナトリウム）をメインにしていますが、とりすぎると、人によっては顔から腕にかけて熱くなったり、しびれを感じることがあります。「ほんつゆ」「ほんだし」などといいながら、人工的な調味料をタップリ使うのは、ある意味で消費者をだますようなものです。ほかに、酸味料、カラメル色素、香料なども使われています。無添加の製品も売られていますので、できればそちらを。多少値段が高いですが……。

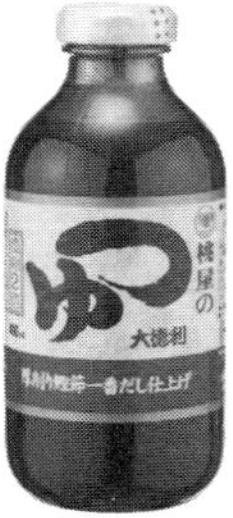


**調味料（アミノ酸等）**〔合成〕、**酸味料**〔合成〕、**カラメル色素**〔着色料／天然〕、**香料**〔合成〕、○**アルコール**〔一般飲食物添加物〕

# 焼き肉・すき焼きのたれ

「本場の味が出せる」と人気のたれですが、着色料のカラメル色素が使われています。デンプンなどを加熱して作るカラメル色素には4種類あって、細菌《さいきん》の遺伝子を突然変異させたり、染色体を切断するものがあります。これは、細胞のガン化と関係があるので、不安が残るところ。カラメル色素は、ソースや菓子類、ラーメンスープ、カレールウなど多くの食品に使われているので、その影響が心配されます。

　さらに調味料（アミノ酸等）を添加した製品もあります。「味の素」の主成分のL-グルタミン酸Na（ナトリウム）をメインにしたものですが、L-グルタミン酸Naを一度に大量にとると、敏感な人の場合、顔から腕にかけて熱くなったり、しびれを感じることがあります。

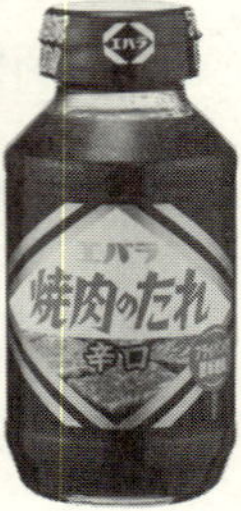


「私も、そんな経験がある」という人もいるのでは？　体が、L-グルタミン酸Naをうまく処理できずに、拒否反応としてあらわれると考えられます。

**カラメル色素**〔着色料／天然〕、**調味料（アミノ酸等）**〔合成〕

## 冷凍《れいとう》食品

「冷凍《れいとう》食品は、いつまでも悪くならないの？」という疑問をもつ人も多いでしょう。低い温度が保たれていれば、腐《くさ》ることはありません。しかし、中の食品が酸化して変質するので、賞味期限は限られてきます。とくに揚げ物は、酸化して有害な過酸化脂質《かさんかししつ》ができ、人によっては下痢《げり》をおこすこともあるので、注意が必要です。

餃子《ギョーザ》やえびフライなどさまざまな冷凍食品がありますが、保存料は使われていません。しかし、たいてい調味料（アミノ酸等）が使われています。L－グルタミン酸Naをメインにしたものです。カラメル色素やベーキングパウダーを使った製品も多い。カラメル色素には、細菌の遺伝子を突然変異させるものがあります。ベーキングパウダーは、デンプンと膨張《ぼうちょう》剤を何品目も混ぜたもので、家庭でも使われますが、「問題なし」とはいえません。

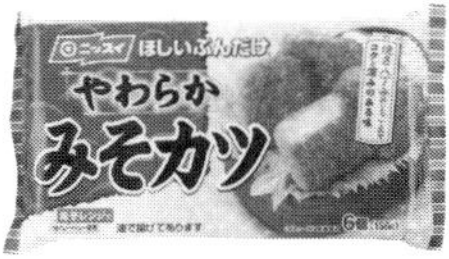


※**調味料（アミノ酸等）**〔合成〕、※**カラメル色素**〔着色料／天然〕、※**グァーガム**〔増粘剤／天然〕、○**パプリカ色素**〔着色料／天然〕、**ベーキングパウダー**〔合成＋デンプンなど〕、**カロチン色素**〔着色料／天然〕

# レトルトカレー・レトルトシチュー

「忙しいときにはレトルト」という人も多いでしょう。レトルト食品のフィルムは、外層がポリエステル、中層がアルミ箔《はく》、食品と接する内装がポリエチレンまたはポリプロピレンの三層構造をしています。完全に外気を遮断《しゃだん》できるので、缶詰と変わりありません。ですから、保存料や殺菌料を使う必要がありません。

「それなら安心ね」と思うかもしれませんが、中身のカレーやシチューの味つけに、調味料（アミノ酸等）が使われています。L-グルタミン酸Na（ナトリウム）をメインにしていて、大量にとると、人によっては顔から腕にかけて熱くなったり、しびれを感じることがあります。このほか、カラメル色素やパプリカ色素、酸味料、香料などを使った製品もあります。カラメル色素は、細菌の遺伝子を突然変異させるものがあるので、不安が残ります。

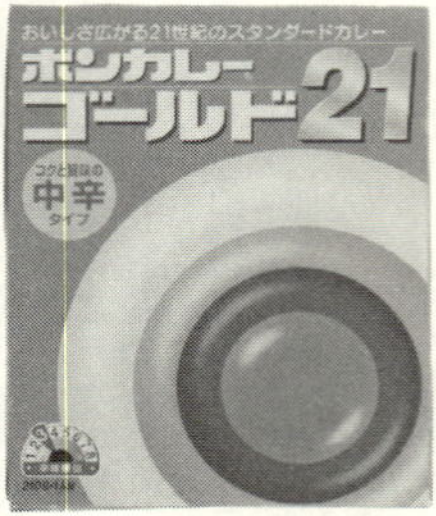


✸**調味料（アミノ酸等）**〔合成〕、✸**カラメル色素**〔着色料／天然〕、✸**酸味料**〔合成〕、✸**香料**〔合成〕、○**パプリカ色素**〔着色料／天然〕、○**乳酸Ca（カルシウム）**〔栄養強化剤／合成〕、○**香辛料抽出物**〔天然〕

# Ⅲ 「食べてもいい」添加物および無添加の食品

## 油揚げ・厚揚げ

油揚げも厚揚げも、簡単にいうと豆腐を食用油で揚げたものです。「でも、重さも見た感じも違う」という人もいるでしょう。それは、油揚げはうすく切った豆腐を油で十分に揚げ、厚揚げは厚く切った豆腐を軽く揚げているからです。厚揚げは、中が豆腐に近いので生揚げともいわれています。ですから、油揚げや厚揚げは、原材料も添加物も、豆腐とほぼ同じです。

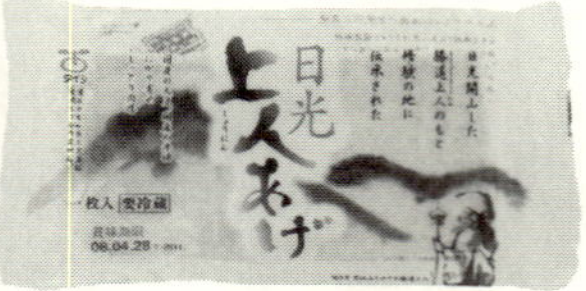


添加物は、豆腐用凝固《ぎょうこ》剤として塩化Mg（マグネシウム）などが使われています。塩化Mgは、海水にふくまれる成分なので、安全性に問題はありません。また、消泡《しょうほう》剤*として、炭酸Mgやレシチンが使われています。炭酸Mgは、膨張《ぼうちょう》剤としても使われますが、とくに問題となるような毒性は見当たりません。レシチンは、もともと大豆や卵黄にふくまれる成分なので、心配はありません。

○**塩化Mg（マグネシウム）**〔豆腐用凝固剤／合成〕、○**炭酸Mg（マグネシウム）**〔膨張剤・製造用剤／合成〕、○**レシチン**〔乳化剤／天然〕

*製造過程で生じる泡を消しさるために添加される

## 甘栗

栗をむいてレトルトパックに入れた甘栗製品がいろいろ出回っています。最初に出たのは、「甘栗むいちゃいました」（クラシエフーズ）で、その後、類似の商品が数々売り出されました。私は講演などで地方に行ったときに、よく甘栗を食べます。というのも、駅弁には保存料や漂白剤など危険性の高いものが使われていて、食べる気になれません。そこで、代わりに甘栗を食べるのです。

甘栗は無添加で、栄養価も高いすぐれた食品です。しかも「甘栗むいちゃいました」は有機食品で、栽培時に農薬が使われていないので、

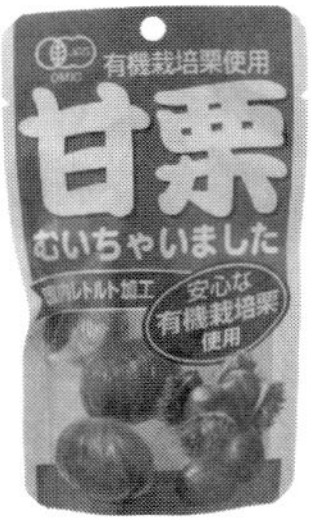


安心して食べられます。中身の栗は中国産ですが、日本の有機*ＪＡＳ認証制度にもとづいて栽培《さいばい》と加工がおこなわれているので、農薬や添加物を使っていないことは間違いないでしょう。食べた感じも添加物や残留農薬の感触は一切ありません。

＊農水省による有機農畜産物および加工品の検査・認証制度

# インスタントコーヒー

　インスタントコーヒーは、ほとんどがフリーズドライ製法によって作られています。コーヒー液をマイナス40℃程度で急速に凍結《とうけつ》し、真空状態にして水分を蒸発《じょうはつ》させる方法で、粗《あら》い粒状になります。風味が失われにくいという特徴があります。このほか、スプレードライ製法でも作られています。こちらは、高温にしたコーヒー液を噴射して乾燥させる方法で、粉状になります。大量生産が可能ですが、風味が失われやすいのが欠点です。

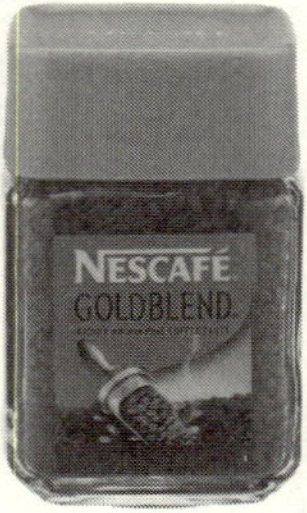


　いずれの製法でも、水分を蒸発させるだけですから、添加物は使われません。しかし、風味や味は「いまいち」といわざるをえません。本来のコーヒーを味わいたいのであれば、コーヒー豆の粉を使わなければ無理なようです。ペーパーフィルターを使えば、簡単に本格的なコーヒーがいれられるので、ぜひお試しを。

# オリーブオイル

「スパゲティには必ずオリーブオイルを使う」という人は多いでしょう。オリーブオイルは、地中海沿岸を中心に栽培《さいばい》されているオリーブの実を搾《しぼ》った油です。油を濾過《ろか》しただけで、何も化学処理をしていない「バージンオリーブオイル」と、単なる「オリーブオイル」に分けられます。バージンオイルは、官能検査*や酸度の違いによって、エキストラバージンオイル、バージンオイル、オーディナリーバージンオイルに分けられます。

エキストラバージンオイルは、最も良質なオリーブオイルで、香りがとてもよく、酸度の低いものです。私の家でも使っていますが、本当にいい香りがします。一方、「オリーブオイル」は、化学処理によって精製したオリーブオイルをバージンオリーブオイルに混ぜたものです。いずれも酸化防止剤などの添加物は使われていません。

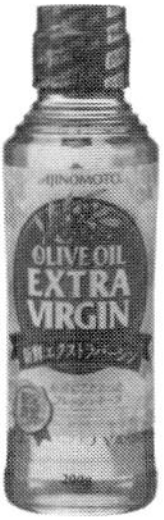


*人間の感覚によって品質を評価する方法

# カステラ

「あのふわふわした食感が好き」と、人気のあるカステラ。カステラの原材料は、卵、小麦粉、砂糖です。これだけで作れるのです。ですから、家庭でも作れます。市販のものでも、井村屋のカステラのように、さらに水あめやざらめ糖などを加えただけの製品があります。無添加なので、私もときどき食べます。味も気に入っています。

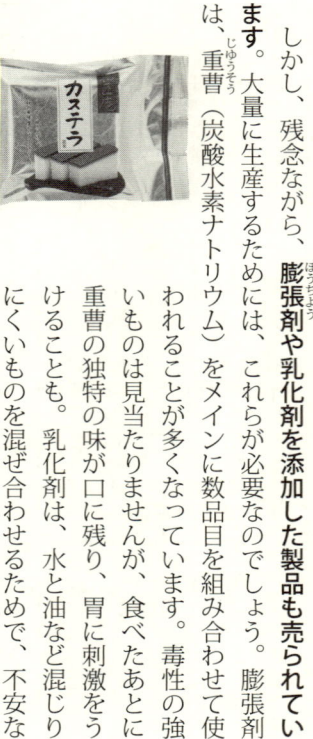

しかし、残念ながら、**膨張剤《ぼうちょうざい》や乳化剤を添加した製品も売られています**。大量に生産するためには、これらが必要なのでしょう。膨張剤は、重曹《じゅうそう》（炭酸水素ナトリウム）をメインに数品目を組み合わせて使われることが多くなっています。毒性の強いものは見当たりませんが、食べたあとに重曹の独特の味が口に残り、胃に刺激をうけることも。乳化剤は、水と油など混じりにくいものを混ぜ合わせるためで、不安なものもあります。

**膨張剤**〔合成〕、**乳化剤**〔合成〕

# かつおぶし

味噌汁のだしに欠かせないかつおぶし。手軽な「だし調味料」が売られているいまでも、「だしは、かつおぶしでなきゃあ」という頑固《がんこ》な家庭も少なくないようです。かつおぶしは、かつおを特殊なカビで発酵《はっこう》させて作ります。カビといっても、長年の経験から安全性が確認されているので、ご安心を。カチンカチンに固まったかつおぶしを、薄くスライスして、パックに詰めて売られています。

表示を見ると、「不活性ガス充てん、気密容器入り」とあります。かつおぶしは、空気中の酸素によって酸化し、味や香りが変わってしまいます。それを「不活性ガス」すなわち窒素《ちっそ》ガスで、防いでいるのです。「窒素って、空気にふくまれている？」とすぐに思い浮かぶ人もいるでしょう。そのとおりです。窒素は、空気中に4分の3ふくまれるガスで、まったく安全です。

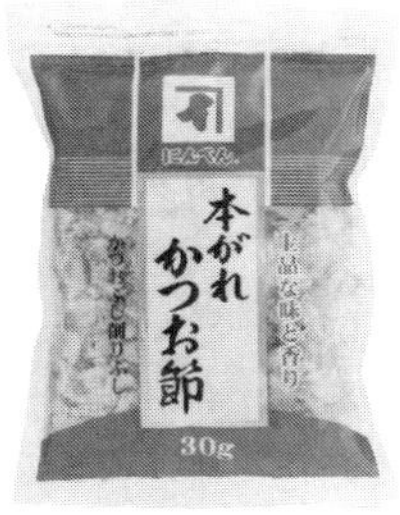

# 切り餅《もち》

最近では、お正月だけでなく、「一年中お餅《もち》が食べられる」と喜んでいる人もいるでしょう。切って一つずつ袋に入れた餅が売られているからです。餅の原材料は、ご承知のようにもち米です。それを蒸《む》してついて、餅の形にし、袋に入れてあります。

餅は、ひじょうにカビが生えやすい食べ物です。冷蔵庫に入れておいて、「しまった！　カビが生えた」という経験をもった人も多いはず。でも、無菌状態にして空気を減らせば、カビは生えにくくなります。それゆえ、切り餅製品は長期間保存ができるのです。腐《くさ》ることもないので、保存料も必要ありません。ただ、気になることが一つ。**製品によっては原材料にコーンスターチが使われていることがあります。**粘りを出すためですが、**遺伝子組み換えのトウモロコシが使われている可能性が大**です。

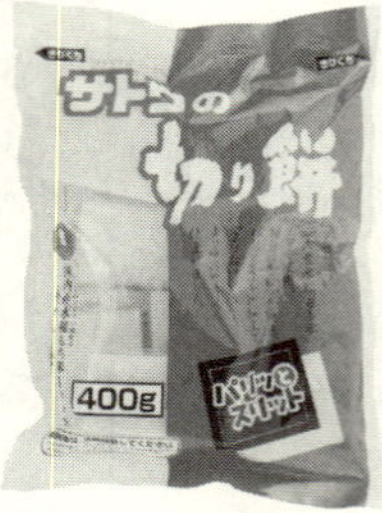

# ケチャップ

トマトケチャップの原材料は、トマト、糖類、醸造酢《じょうぞうす》、食塩、たまねぎ、香辛料などで、添加物は使われていません。濃い赤い色をしていますが、トマトにふくまれるβ《ベータ》-カロチンやリコピンの色で、着色料は使われていないのです。また、長期間保存することができますが、保存料は添加されていません。

「どうして腐らないの？」という疑問をもつ人もいると思いますが、醸造酢が保存の役目を果たしているのです。酢の主成分は酢酸《さくさん》で、細菌がふえるのをおさえる働きがあります。

お寿司にも酢が使われますが、味つけのほかに細菌をふやさないためでもあります。ただし、ケチャップにふくまれる醸造酢の働きが十分でない場合もあり、製品によっては冷蔵庫に入れてもカビが生えることがあるので、注意してください。

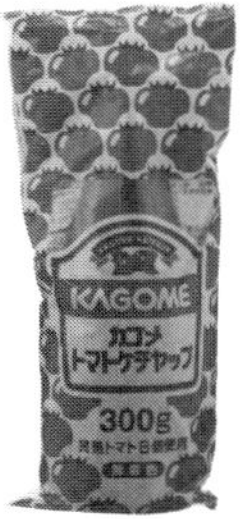

# コショウ

ラーメンや炒《いた》め物、スパゲティなどに欠かせないコショウ。その製品は、ヱスビー食品の〝独壇場《どくだんじょう》〟といった感があります。どこのスーパーに行っても、ヱスビー食品のコショウ製品がズラッと並んでいます。ブラックペッパー、ホワイトペッパー、粗引《あらび》き、粒《つぶ》と、「よくもまあ、これだけそろえたものだ！」と感心するくらい、豊富な種類があります。しかも、添加物はふくまれていません。

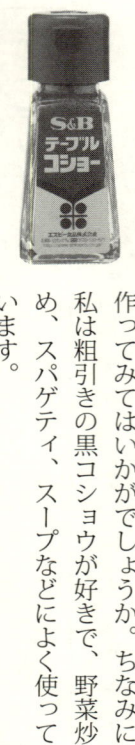

コショウは、胡椒《こしょう》の実を乾燥させたものです。冷蔵技術がなかった時代には、肉の腐敗《ふはい》を防ぐために使われたくらいですから、防腐《ぼうふ》効果が強く、保存料は必要ありません。もちろん調味料などで変な味つけもされていません。無添加の安心できるコショウで、お得意の料理を作ってみてはいかがでしょうか。ちなみに、私は粗引きの黒コショウが好きで、野菜炒め、スパゲティ、スープなどによく使っています。

# 小麦粉

　天ぷらやフライ、お好み焼きなどに使われる小麦粉。昔、漂白剤が使われて問題になりましたが、いまは使われていません。小麦を粉にしただけですから無添加なのですが、「残留《ざんりゅう》農薬はどうなの？」という不安をもつ人もいるでしょう。

　小麦は、アメリカやオーストラリアなどから輸入されていて、長い船旅の間にカビが生えたり、腐《ふ》敗《はい》することがあります。それを防ぐために、ポストハーベスト（収穫後の農薬散布）がおこなわれていて、マラチオンなどの殺虫剤が残留しやすいのです。しかし、残っているかどうかは小麦や小麦粉を調べてみないとわかりません。小麦の場合、

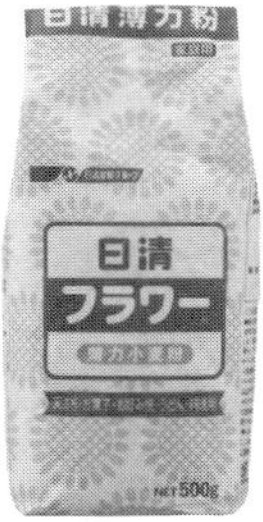


日本政府が外国から買い上げて各メーカーに供給していますが、政府が２００４年に公表した残留農薬検査結果では、輸入小麦から農薬はほとんど検出されず、基準値を超えるものはゼロでした。

# サラダ油

サラダ油とは、「サラダ料理などに使う『生《なま》』でも使える食用油」のことです。大豆油、なたね油、コーン油を原料とすることが多く、それらをブレンドしたものは、「調合サラダ油」といいます。いずれも添加物は、ふくまれていません。

しかし、**油の原材料となる大豆、なたね、コーンは遺伝子組み換えである可能性が大**です。これらはおもにアメリカやカナダなどから輸入されていますが、そこでは大半の大豆、なたね、コーンが遺伝子組み換えされたものだからです。しかし、「遺伝子組み換え」という表示はありません。遺伝子組み換えによってできたタンパク質や組み込まれた遺伝子が、油の中には混じっていないからです。「それなら、

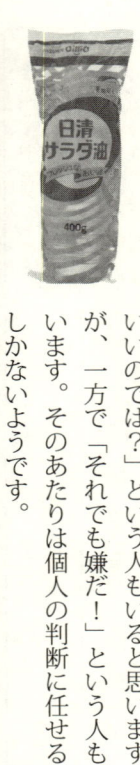

いいのでは？」という人もいると思いますが、一方で「それでも嫌だ！」という人もいます。そのあたりは個人の判断に任せるしかないようです。

# 山菜水煮

わらびやぜんまいなどの山菜水煮を、「煮物などによく使う」という人は多いでしょう。これらには国産と中国産があります。国産の場合、地方の中小メーカーが製造していることが多く、「無着色・無漂白」を表示した製品がふえています。山菜といえばたいてい中国産で、「漂白や着色がされているのでは？」と思っている人が多いはず。それに対抗しているようです。

それでも無添加というわけにはいかず、保存のためにpH調整剤のクエン酸を使っています。クエン酸はもともとレモンなどにふくまれる酸で、安全性に問題はありません。栄養強化剤の乳酸Ca（カルシウム）も添加。Caを補給しつつ、保存性も高めていますが、これも問題ありません。一方、**中国産の製品は殺菌料や漂白剤が使われている可能性が高い**ので、やめたほうがよいと思います。

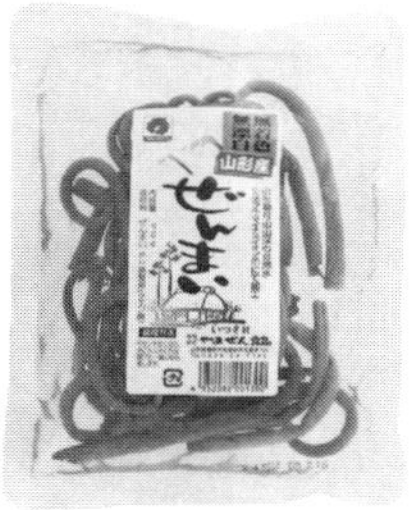


**✹次亜塩素酸Na**〔殺菌料／合成〕、**✹次亜硫酸Na**〔漂白剤／合成〕、○**クエン酸**〔pH調整剤／合成〕、○**乳酸Ca（カルシウム）**〔栄養強化剤／合成〕

# 醬油《しょうゆ》

醬油《しょうゆ》には、ふつう「大豆（遺伝子組み換えでない）、脱脂《だっし》加工大豆、小麦、食塩、アルコール」という表示があります。遺伝子組み換えでない大豆を原料に作られているわけです。脱脂加工大豆は、大豆油を搾《しぼ》ったあとのものです。それから、小麦と食塩、最後に「アルコール」。これは酒精《しゅせい》と同じで、エチルアルコールのことです。つまり、飲料として売られている発酵《はっこう》アルコールです。醬油は醸造《じょうぞう》の過程でアルコールができますが、バラつきがあるため、さらにアルコールを添加して均一にしているのです。

　アルコールは、安全性に問題はありません。大手のキッコーマンやヤマサ醬油の醬油に添加されているのは、アルコールだけです。しかし、地方の中小メーカーの製品には、**保存料の安息香酸《あんそくこうさん》Naやカラメル色素などが添加されていることがある**ので、注意してください。

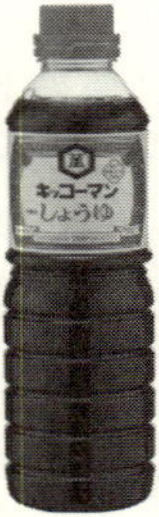


✹**安息香酸Na（ナトリウム）**〔保存料／合成〕、✺**カラメル色素**〔着色料／天然〕、○**アルコール**〔一般飲食物添加物〕

# しらす干し・ちりめんじゃこ

「しらす干しをご飯にかけて食べるのが好き」という人がけっこう多いようです。とても〝地味〟な食べ物ですが、根強い人気のあるしらす干しとちりめんじゃこ。原材料は、カタクチイワシやマイワシなどの稚魚《ちぎょ》です。それを、食塩を加えた水で茹《ゆ》でて、乾燥させればできあがり。いたってシンプルです。そのシンプルさゆえに、添加物は使われていません。食塩をふくみ、ある程度乾燥しているので、冷蔵庫に入れておけば腐《くさ》りにくいのです。

「でも、干物《ひもの》のように油焼け（脂肪《しぼう》の酸化）はしないの？」と心配する人がいるかも。しかし、心配ご無用。これらの稚魚には脂肪が少ないので、油焼けはほとんどおこらないのです。したがって、酸化防止剤も必要ありません。カルシウムがとても豊富です。ただし、食塩が多いので、塩分のとりすぎには、ご注意を！

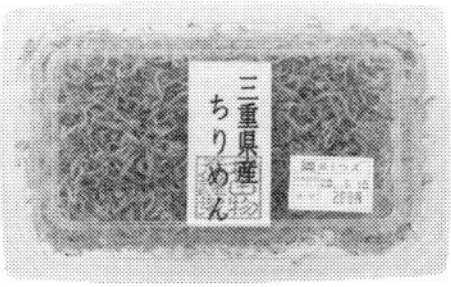

# 酢

「酢は健康にいいから」ということで、「毎日、酢を飲んでいる」という人もいるようです。酢の造り方には、米や小麦などを発酵《はっこう》させてアルコールを造り、それを酢にする製法（純米酢など）と、アルコールを原料に酢を造る製法があります。本来の酢は、前者の造り方ですが、これだけだとコストがかかるため、後者の製法で造った酢を混ぜることもあります。

原材料に、「アルコール」や「酒かす」とある場合は、それを原料にして造られた酢が混ぜられているということです。あるいは、米や小麦などから発酵《はっこう》アルコールを作り、さらにアルコールや酒かすを加えて、発酵させて酢を造ることもあります。ただし、安全性の点では、いずれの酢も変わりありません。酢の主成分は、酢酸《さくさん》です。酢酸は、強い殺菌《さっきん》力があるため、腐《くさ》ることはないので、保存料などの添加物は使われていません。

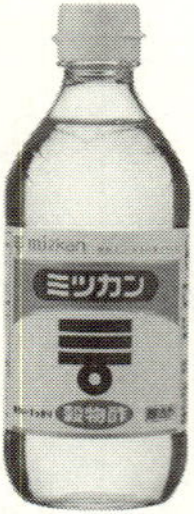

## スパゲティ・マカロニ

女性に人気のあるスパゲティ。原料はデュラム小麦のセモリナ（小麦胚乳《はいにゅう》の粗粒《そりゅう》）です。デュラム小麦は、地中海沿岸や中近東、アメリカ、カナダなどで栽培《さいばい》されている粒《つぶ》の硬い小麦で、スパゲティやマカロニに適しています。これらの製品は見てもわかるように、カチンカチンで、水分がほとんどない状態になっていて腐《くさ》りません。ですから、保存料は使われていません。味つけもされていないので、調味料も不使用です。

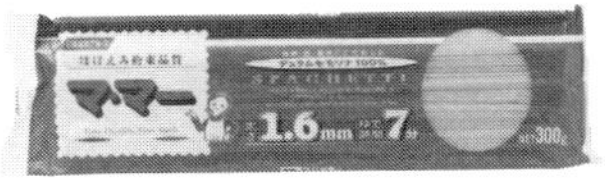


スパゲティやマカロニは、3年くらいは日持ちするので、保存食としても利用できて、便利です。「農薬は、残っていないの？」と心配する人もいると思いますが、これは製品を一つ一つ調べてみないとわかりません。以前、私は独自にイタリア産のスパゲティを数種類調べたことがありますが、農薬は見つかりませんでした。

# そうめん・うどん（乾麺《かんめん》）

「夏は、やっぱりそうめんが一番！」という人は多いでしょう。うどんは、もちろん季節に関係なく食べられています。これらの原材料は、基本的には、小麦粉と食塩です。乾燥するのを防ぐために、植物油を使った製品もありますが、添加物は使われていません。昔は小麦粉に漂白剤が使われていて、問題になったことがありましたが、いまは使われていません。ただし、小麦アレルギーの人は、注意しなくてはならないでしょう。

また、「農薬は残っていないの？」と心配する人もいるかもしれません。アメリカなどから輸入される小麦には、虫食いなどを防ぐために、収穫後に農薬が使われることがあります。そのため、小麦からごく微量の農薬が見つかることはあります。

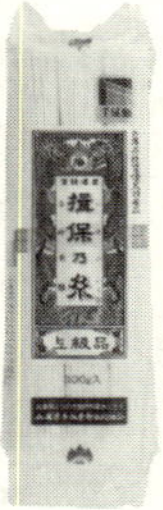


ただし、そうめんやうどんに残っているかは、製品を検査してみないとわかりません。不安な人は、国産小麦を使ったものを。

## そば（乾麺《かんめん》）

そばの原料は、基本的には、そば粉、小麦粉、食塩です。つなぎに、山芋《やまいも》を使った製品もあります。そうめん・うどんと同様に乾燥していて腐《くさ》りにくく、味つけもしていないため、保存料も調味料も使われていません。ただし、そばアレルギーの人は注意しなくてはなりません。そばは、人によってはひじょうに強いアレルゲンとなるため、ショック症状をおこすことがあるのです。以前、北海道で、学校給食に出されたそばを食べた児童がアレルギー症状をおこして、死亡したケースがありました。

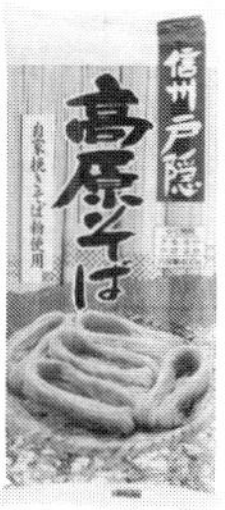


そばは、中国やアメリカなどから輸入されています。「農薬は、残っていないの？」という声が聞こえてきそうですが、それは、製品を検査してみないとわかりません。国内では、北海道などでそばが栽培《さいばい》されています。心配な人は、国産のそば粉を使ったものを。

# たけのこ水煮

「たけのこ水煮は料理に便利」と、中華や煮物などに使っている人も多いと思います。真空パックになっているので、保存料は使われていません。ただし、酸化して変質するのを防ぐために、酸化防止剤のビタミンCが使われています。「ビタミンCなら、安全なのでは？」と思う人も多いはず。そのとおりです。もともとレモンやいちごなどにふくまれる栄養成分なので、問題はありません。ただし、添加物の場合、ふつうのビタミンCとは少し違うものが使われることがあります（Ⅳ章ビタミンC参照）。でも、どれも安全性についてはそれほど変わりありません。

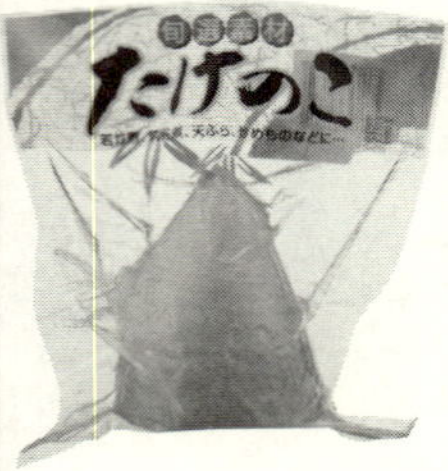


ただし、**製品によっては漂白剤を使っているものもある**ので、ご注意を！　漂白剤はいずれも毒性が強く、ビタミン$B_1$の欠乏をおこしたり、胃や腸に刺激をあたえて荒らすものがあります。

✹**亜硫酸Na（ナトリウム）**〔漂白剤／合成〕、○**ビタミンC**〔酸化防止剤／合成〕

# 茶・ウーロン茶飲料

「水代わりに、お茶飲料を飲んでいる」という人も多いでしょう。街なかの自動販売機には、ペットボトルや缶入りのお茶飲料がズラッと並んでいます。これらの原料は緑茶やウーロン茶ですが、ビタミンCという表示があるのをご存じですか？　「ビタミンCを強化しているんだ」と思う人もいるでしょう。しかし、本当はそうではないのです。お茶飲料は時間とともに色が変わっていきます。色素に酸素が結びついて（これを酸化といいます）、変色するからです。また、味や風味も酸化によって落ちてしまいます。

実はビタミンCには、酸化を防ぐ働きがあるのです。そこで、これを添加して色や風味が変わるのを防いでいるのです。「栄養強化」と思わせて「酸化防止」とは、ちょっとズルイですね。ただ、ビタミンCはもともとレモンやいちごなどにふくまれる成分なので、心配はありません。

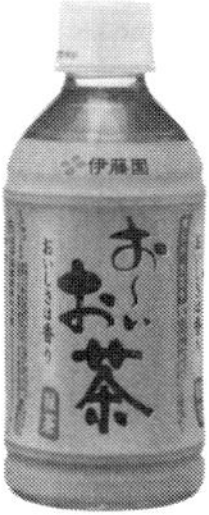


○**ビタミンC**〔栄養強化剤・酸化防止剤／合成〕

# 豆腐

豆腐は、大豆を茹《ゆ》でて搾《しぼ》ってできた豆乳《とうにゅう》に、豆腐用凝固《ぎょうこ》剤の塩化Mg（マグネシウム）や硫酸《りゅうさん》Mgなどを加え、固めたものです。これらは、もともと海水にふくまれる成分で、安全性に問題はありません。消泡《しょうほう》剤にグリセリン脂肪酸《しぼうさん》エステルを使った製品もありますが、食品にもふくまれ、脂肪に近い成分なので、心配ありません。ただし、絹ごし豆腐の中には、凝固剤にグルコノデルタラクトンを使った製品があります。動物実験では、問題のあるデータは見当たりませんが、分解してできるラクトンに、毒性があるとの指摘があります。

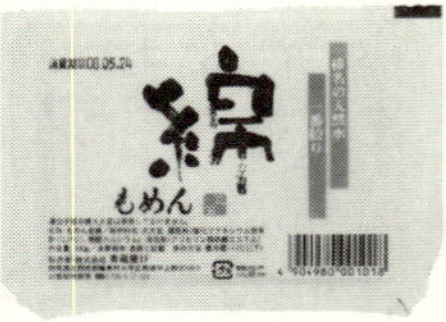


原料の大豆には、「遺伝子組み換えでない」という表示があります。しかし、これまでの調査で、そう表示された豆腐からも、残念ながら組み換え大豆が見つかっているので、完全に信用することはできない状況です。

**グルコノデルタラクトン**〔豆腐用凝固剤／合成〕、○**塩化Mg（マグネシウム）**〔豆腐用凝固剤／合成〕、○**硫酸Mg（マグネシウム）**〔豆腐用凝固剤／合成〕、○**グリセリン脂肪酸エステル**〔消泡剤・乳化剤／合成〕

## ナッツ類

アーモンドやカシューナッツなどのナッツ類は、お酒に最適です。「さきいかなどより、ナッツのほうが好き」という人も多いと思います。かくいう私も、その一人です。ナッツ類は乾燥していて、もともと味があるので、保存料や調味料などの添加物は使われません。ただし、食塩が多く使われているので、高血圧などで塩分をひかえている人は注意してください。

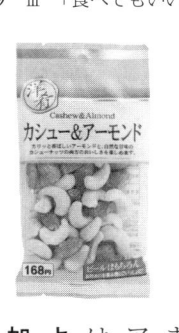

ナッツ類は輸入物がほとんどですが、たまにアフラトキシンというカビ毒が発見されることがあります。これは、猛毒で発ガン性もあります。ただし、検疫《けんえき》所で検査をおこない、アフラトキシンが発見されたときは、製品は廃棄されますので、ご安心を！ **製品によっては、調味料（アミノ酸等）などが添加されている**ことがあるので、表示をよく確認してから買ってください。

**調味料（アミノ酸等）**〔合成〕

# 納豆

納豆は、大豆と納豆菌から作られます。つまり、無添加なのです。

しかし、「遺伝子組み換えの大豆では？」と不安を感じる人もいるかもしれません。納豆に使われる大豆は小粒《こつぶ》の品種が多いのですが、それはアメリカで契約栽培《さいばい》されていて、遺伝子組み換えである可能性は低いといえます。

「たれやからしは問題ないの？」という声も。たれには、調味料（アミノ酸等）が添加されています。Ｌ‐グルタミン酸Na（ナトリウム）をメインにしたものです。からしには、ウコン色素や増粘《ぞうねん》多糖類《とうるい》が。ウコン色素は、ウコンから溶剤《ようざい》などを使って抽出《ちゅうしゅつ》された黄色い色素です。増粘多糖類は、樹皮《じゅひ》や海藻《かいそう》などから抽出されたトロミ成分。無添加の納豆を食べたいという人は、たれとからしのついてない製品を買うか、それらを捨てて醤油《しょうゆ》を使ってください。

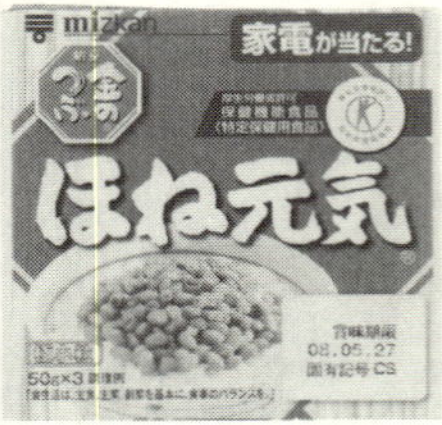


**✱ウコン色素（ターメリック）**〔着色料／天然〕、**✱調味料（アミノ酸等）**〔合成〕、**✱増粘多糖類**〔増粘安定剤／天然〕

# 煮豆

おかずの一品に便利な煮豆。「健康にもいい」と思って食べている人も多いでしょう。うぐいす豆や金時《きんとき》豆、大豆などいろいろな種類があります。代表的なのがフジッコの商品。いずれも真空パックで保存料は使われていません。以前は酸味料が使われていましたが、いまは使用せず。

「おまめさん　きんとき」などには、乳酸Ca（カルシウム）が添加されているのみです。これは栄養強化剤で、表示免除になっていますが、あえて表示しているようです。カルシウムを補給するためのもので、

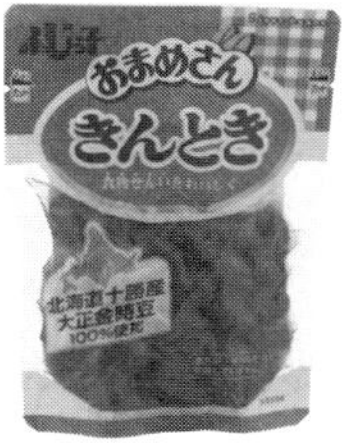


安全性に問題はありません。また、「酸」の一種なので、保存性を高める働きもあります。安全で、Caを補給し、保存効果もある。かしこい添加物の使い方といえます。

ただし、**メーカーによっては酸味料を使った製品もある**ので、ご注意を！

▒**酸味料**〔合成〕、〇**乳酸Ca（カルシウム）**〔栄養強化剤／合成〕

# のり・わかめ

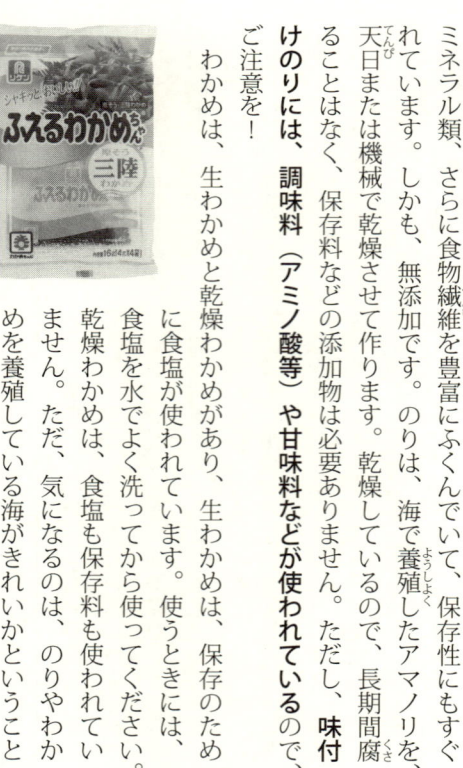

のりとわかめは、本当にすぐれた食品だと思います。ビタミン類やミネラル類、さらに食物繊維《せんい》を豊富にふくんでいて、保存性にもすぐれています。しかも、無添加です。のりは、海で養殖《ようしょく》したアマノリを、天日《てんぴ》または機械で乾燥させて作ります。乾燥しているので、長期間腐《くさ》ることはなく、保存料などの添加物は必要ありません。ただし、**味付けのりには、調味料（アミノ酸等）や甘味料などが使われている**ので、ご注意を！

わかめは、生わかめと乾燥わかめがあり、生わかめは、保存のために食塩が使われています。使うときには、食塩を水でよく洗ってから使ってください。乾燥わかめは、食塩も保存料も使われていません。ただ、気になるのは、のりやわかめを養殖している海がきれいかということです。産地を確かめてご購入を。

# バター

「マーガリンとバターは、どう違うの?」と思っている人もいるでしょう。マーガリンは、コーン油や大豆油などの植物油を、「水素添加」(脂肪《しぼう》に水素を結合させて、安定した脂肪にすること)という方法で固形状にしたものです。しかしその際に、いま、問題になっている「トランス脂肪酸」ができてしまいます。「それって、動脈硬化をおこすという?」と、すぐに思い浮かぶ人もいるかも。そのとおりです。トランス脂肪酸は、悪玉《あくだま》コレステロールをふやして、動脈硬化を引き起こすとされています。

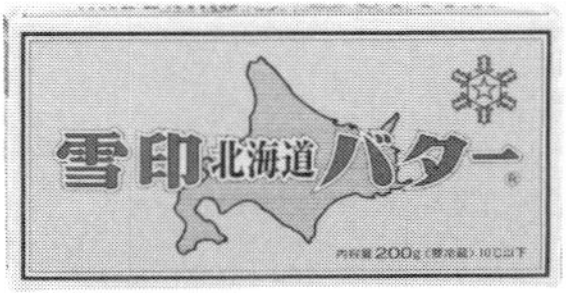


一方、バターは、生乳と食塩から作られ、添加物は使われていません。バターは動物性脂肪であって、常温でも固まった状態になっています。水素添加は必要なく、トランス脂肪酸もできません。ただし、マーガリンに比べて値段が高いのが、難点です。

# はちみつ

「はちみつは、本当に１００％蜂《はち》の蜜《みつ》なの？」という疑問をもつ人も少なくないでしょう。はちみつは不正がおこなわれやすい製品です。そのため、国の基準や規約で表示が制限されています。「純粋」や「ピュア」という表示は認められていますが、そのように表示した場合、化学処理をした「精製はちみつ」や添加物を使用することはできません。ただし、「純粋」や「ピュア」なはちみつでも、ふつう中国産やアルゼンチン産です。

「加糖はちみつ」というものもあります。これは、はちみつに果糖・ブドウ糖液糖などを加えたもので、全体の60%以上がはちみつでなければならず、「純粋」という表示はできません。市販されているのは多くが「純粋はちみつ」で、添加物は使われていません。本来のはちみつの味を味わいたいのであれば、「純粋」を買ったほうがよいでしょう。

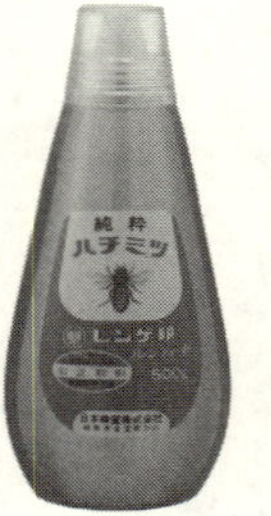

# 干物《ひもの》

「魚は生《なま》よりも、干物《ひもの》が好き」という人も多いようです。干物は、魚を開いてから塩水に浸《つ》けて、天日《てんぴ》で、または機械で乾燥させます。水分が少なく、塩分の働きもあって、常温で一定期間保存することができるのです。しかし、一つ困った問題があります。「油焼け」です。魚にふくまれる脂肪は不《ふ》飽和《ほうわ》脂《し》肪酸《ぼうさん》が多いので酸化しやすく、そのため有害な過《か》酸化《さんか》脂《し》質《しつ》ができてしまうのです。これがたくさんできると、下痢《げり》を引き起こします。

そこで、酸化防止剤のビタミンC（V・C）が使われます。もともとレモンやいちごなどにふくまれる栄養成分なので、安全性に問題はありません。ただし、**製品によってはpH調整剤が添加されている**ので、ご注意を！　なんらかの酸が使われることが多いのですが、具体名はわかりません。

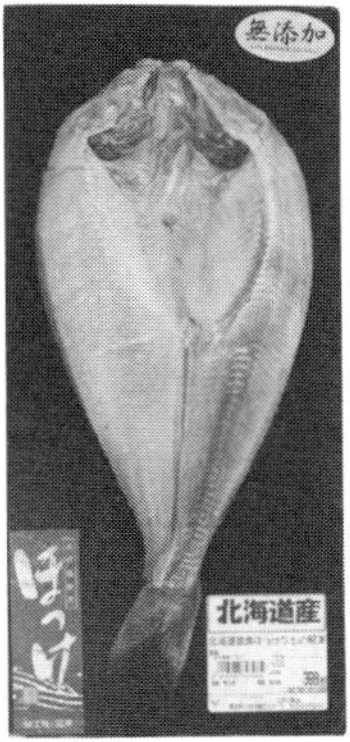


**pH調整剤**〔合成〕、◯**ビタミンC**〔酸化防止剤／合成〕

# プレーンヨーグルト

「お腹《なか》にいい」ということで、ヨーグルトをたくさん食べている人もいるでしょう。明治乳業の「ブルガリアヨーグルト」や森永乳業の「ビヒダス」などが有名です。これらのプレーンヨーグルトの原材料は、「生乳、乳製品」で、添加物は使われていません。ヨーグルトにふくまれる乳酸菌やビフィズス菌が、「お腹の調子を整える」ということで、特定保健用食品としても許可されています。

しかし、いちごやパインなどの味のついた**フルーツヨーグルトは無添加ではない**ので、ご注意を！　それらには**酸味料や着色料、香料などが添加されています**。とくに香料は、かなり強いにおいがして、私はこうしたヨーグルトを食べると、気分が悪くなります。また、ヨーグルト本来の酸があるところに、さらに酸味料が加えられた場合、胃に刺激があるようです。

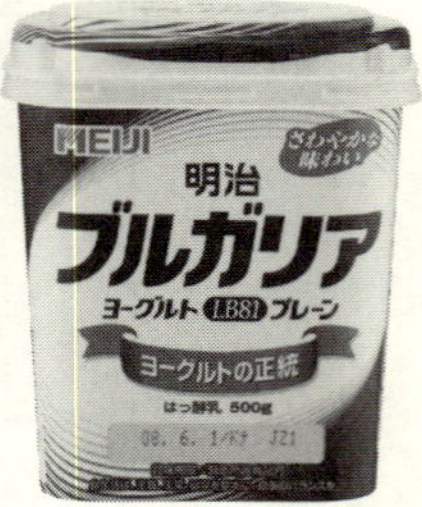

## マーマレード

マーマレードとは、オレンジやレモン、夏みかんなどの皮で作ったジャムです。「じゃあ、添加物もジャムと同じ？」と思うかもしれませんが、少し違います。かんきつ類はもともと「酸」が多いので、酸味料が使われていないのです。添加されているのは、ゲル化剤のペクチンぐらい。これは、粘性《ねんせい》をもたせるためのものですが、りんごから抽出《ちゅうしゅつ》されていて、安全性に問題はありません。

　気になるのは、原材料となるオレンジやレモンが、アメリカなどで生産されたものかどうか、です。その場合、**皮には防カビ剤が使われている可能性があり、マーマレードにも残っているかもしれない**のです。しかし、残っていないかもしれません。それは、検査しないとわからないのです。国産の夏みかんには防カビ剤は使われないので、これを使った製品には残っていません。

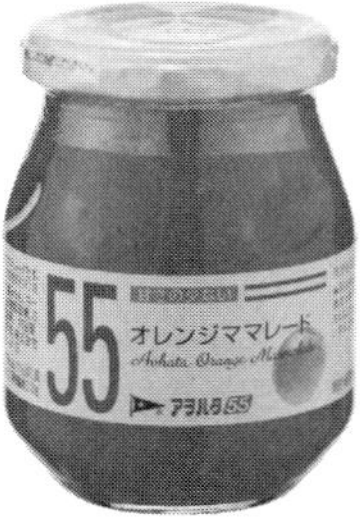


○**ペクチン**〔ゲル化剤／天然〕

# 味噌

スーパーなどで売られている味噌には、たいてい「大豆（遺伝子組み換えでない）、米、食塩、酒精《しゅせい》」という表示があります。遺伝子組み換え食品を嫌う消費者が多いため、遺伝子組み換えでない大豆を使っているのです。米も味噌造りには必要ですが、大豆のみの豆味噌や麦を使った麦味噌もあります。

「酒精って何？」と思う人も多いでしょう。これは、エチルアルコールのことです。つまり、飲料として売られている発酵《はっこう》アルコールです。アルコールには殺菌《さっきん》作用があるので、これを加えることで、麹菌《こうじきん》による発酵がすすみすぎるのを防いでいるのです。中には、**ビタミン$B_2$が添加された製品もあります**。ビタミン$B_2$はきれいな黄色に見せるためです。安全なものですが、こうした添加物をふくまない製品のほうがよいでしょう。

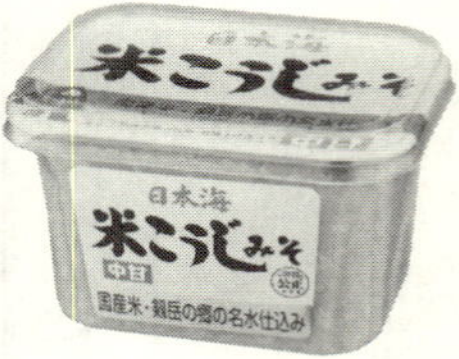


○**酒精**〔一般飲食物添加物〕、○**ビタミン$B_2$**〔着色料／合成〕

# 野菜ジュース

「現代人は、野菜が不足している」とよくいわれます。そこで、手軽に野菜がとれると人気なのが、野菜ジュースです。缶入り野菜ジュースやトマトジュース、最近では、「野菜一日これ一本」（カゴメ）や「1日分の野菜」（伊藤園）などペットボトル入りの製品が出回っています。これらの多くは無添加ですが、**香料が添加されている製品もある**ので、ご注意を！　また、食塩が多い製品もあるので、これも注意。

「野菜一日これ一本」や「1日分の野菜」を1本飲めば、「これで野菜は十分」と思っている人がいますが、そうではありません。これらは、あくまで1日にとることが望ましいとされる350g分の野菜を搾《しぼ》って作ったジュースという意味です。1日に必要な野菜の栄養をすべてふくんでいるわけではないので、勘違いのないように。野菜にふくまれる栄養の一部をとることができると思ったほうがよいでしょう。

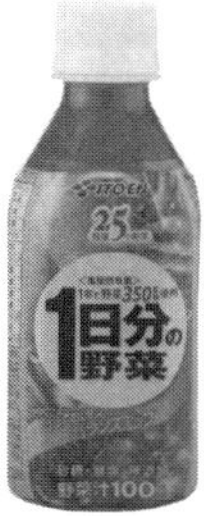


**香料**〔合成〕

# ようかん

「ようかんは甘すぎて嫌い」という人もいるかもしれません。しかし、砂糖をたくさん使っているのは、単に甘くしているだけではなく、実は保存のためでもあるのです。塩に保存効果があるのはご存じだと思います。食品に塩が5～10％ふくまれると、細菌はふえることができません。これを「塩蔵《えんぞう》」といいます。砂糖も50～60％ふくまれると、同じような効果があるのです。これを「糖蔵《とうぞう》」といいます。

　ようかんの原材料は、ふつう砂糖、あん、寒天《かんてん》、塩と、砂糖がいちばん多く、保存料は添加されていません。それでも長期間腐《くさ》ることはありません。砂糖が細菌の増殖《ぞうしょく》を防いでいるからです。中には、甘味《かんみ》料のソルビットを添加した製品がありますが、安全性に問題はありません。ただし、**製品によっては酸味料や香料などを添加したものがある**ので、注意してください。無添加の製品は、味もいいですよ。

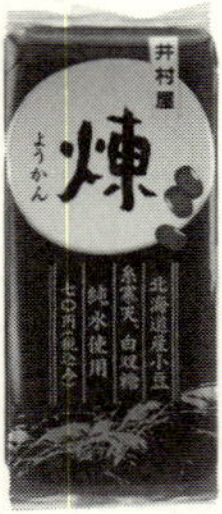


✺**酸味料**〔合成〕、✺**香料**〔合成〕、〇**ソルビット（ソルビトール）**〔甘味料／合成〕

# Ⅳ　食品添加物早わかりリスト（五十音順）

■Ⅳ章の見方

＊以下は食品表示でよく目にする名称（食品添加物および用途名（一括名））を五十音順に解説しています。

＊各項目は、危険度マーク、名称（食品添加物の物質名または用途名（一括名））、用途名、合成添加物／天然添加物、LD50の順に記載しています（一部、危険度マークのついていないものもあります）。

✹＝「食べてはいけない」添加物、✸＝「食べてはいけない」と「食べてもいい」間の添加物、○＝「食べてもいい」添加物を示しています。

LD50＝すぐに現れる「急性毒性」を示す数値。実験動物の半数（50％）を死亡させる投与量。たとえば、食塩（塩化ナトリウム）では、動物に体重１kgあたり３・７５g（３７５０mg）経口投与すると半数が死亡します。この場合LD50は３７５０mg／kgとなります。LD50**の値が５００mg／kgよりも小さい添加物は、急性毒性が強い**といえます。本書では実験でいちばん急性毒性の強い数値を記載しています。

## 【あ行】

**✸亜塩素酸《あえんそさん》Na（ナトリウム）** 漂白剤、合成、LD50 165㎎／kg

卵やかんきつ類の皮、生食用の野菜、さくらんぼ、ふき、ぶどう、桃などを漂白するために使われます。しかし、毒性が強いため、使用には「最終食品の完成前に分解または除去すること」という条件がついています。この条件がついていると、「食品には残らない」という理由で、表示が免除されます。したがって、使われていても消費者にはわからないことになります。

ラット（実験用白ネズミ）に体重1kgあたり0・165gの亜塩素酸Naを食べさせると、その半数が死んでしまいます。ヒト推定致死量は20〜30gで、添加物の中では急性毒性が強いほうです。

慢性《まんせい》毒性もあります。飲料水に0・01％という少ない濃度の亜塩素酸Naを混ぜて、マウス（ハツカネズミ）に30日間飲ませた実験では、赤血球に異常が見られました。また、同じ濃度の水を妊娠したマウスに飲ませた実験では、生まれた子どもの体重がふつうよりも少なくなっていました。母マウスの消化管が影響をうけて食欲が低下し、お腹《なか》の中の子どもに十分に栄養がいかなかったためと考えられます。

さらに、細菌《さいきん》の遺伝子を突然変異させたり、染色体を切断する作用もあります。こうした化学物質は、人間の遺伝子にも作用して突然変異をおこさせ、細胞をガン化させる可能性があります。ただし、必ずしもガン化がおこるというわけではありません。そういう可能性があるということです。

食品を亜塩素酸Naで漂白したあとは、ふつう水で洗い流しますが、それが不十分な場合、残ってしまう心配があります。

### ✸青《あお》1（青色《せいしょく》1号）　着色料、合成、LD50 2000㎎以上／kg

「ブルーハワイ」という真っ青なカクテルがあります。きれいな色なので女性に人気があるようですが、青1を使えば、こうした色を簡単に出すことができます。

青1は、急性毒性は弱いのですが、発ガン性の疑いがもたれています。青1を2％または3％ふくむ液1㎖を、1週間に1回、94～99週にわたってラットの皮膚《ひふ》に注射した実験で、76％以上に線維《せんい》肉腫《にくしゅ》が発生したからです。肉腫とは、体の上皮《じょうひ》組織以外にできるガンのことです。ふつうガンは臓器の上皮組織にできます。胃でも、肺でもそうです。これと区別して、肉腫という言葉が使われています。

この結果をどう評価するかは、なかなかむずかしい問題です。かなり過酷《かこく》な実験とはいえ、高い割合でガンが発生したということは、青1には発ガン性があるという見方ができます。一方で、これは注射による実験であって、口から入る場合とは違うという見方もできます。

添加物は口から入るものなので、注射での実験データはそれほど重要視されない傾向にあります。そのため、いまでも青1は使用が認められています。しかし、だからといって、でのぞんでもらいたいと思います。そもそも着色すること自体、必要ないのですから。「発ガンの心配はない」ともいえません。メーカーには、「疑わしきは使用せず」という態度

## ✹青《あお》2（青色《せいしょく》2号） 着色料、合成、LD50 2000㎎／kg

和菓子、焼き菓子、おつまみ、冷菓などにほかの色素と混ぜて使われます。急性毒性は弱いのですが、発ガン性の疑いがもたれています。

青2を2%ふくむ水溶液を80匹のラットに1週間に1回、2年間注射した実験で、14匹に線維肉腫ができて、転移したものもありました。

この結果も、青1の場合と同じように評価がむずかしいところです。注射によるものですが、約18%にガンが発生し、しかも転移までしています。しかし、添加物は口から入るものですから、この結果をそのままあてはめるわけにはいきません。

このほか、青2を0・5%、1%、2%、5%ふくむえさをラットに2年間食べさせた実験では、2%と5%の群でオスの成長が悪くなりました。これは大量に青2をとったために消化器がそれをうまく処理できず、こうした結果になったと考えられます。

## ✹赤《あか》2（赤色《せきしょく》2号） 着色料、合成、LD50 10000㎎／kg

昔、かき氷のいちごシロップなどに使われていました。あの真っ赤な色は、赤2によるものだったのです。しかし、1976年、アメリカでおこなわれたラットを使った実験で、赤2に発ガン性の疑いがあることがわかりました。そのため、同国では使用禁止となりました。

「アメリカがくしゃみをすると、日本は風邪《かぜ》をひく」という言葉があるくらい、日本はアメリカに影響されるのがふつうですが、このときばかりは違っていました。その実験に不備があるという理由で、赤2の使用を禁止しなかったのです。

実験では、赤2をふくむえさが44匹のラットにあたえられ、14匹にガンが発生しました。ところが、実験中に半数が死亡したり、動物を混同するなどのミスがあったといいます。日本の厚生省（当時）は、それを問題にしたのです。

しかしアメリカでは、そうした点も十分考慮したうえで、赤2の使用が禁止されたのです。であるなら、日本でも、使用禁止にすべきではないでしょうか。

赤2はラットの妊娠率を低下させて、死産率を高めるという報告もあります。

### ✸赤《あか》3（赤色《せきしょく》3号） 着色料、合成、LD50 2000㎎以上／kg

なるとやかまぼこ、和菓子などに赤い色をつけるために使われています。どちらかというと、ピンクがかった赤色をしています。タンパク質となじむので、なるとやかまぼこなどによく使われるのです。ただし、赤１０２に比べると、それほど多くは使われていません。

急性毒性は弱いのですが、慢性毒性があります。ラットに、赤3を5～50㎎、週に2回、6カ月間あたえた実験では、赤血球の数が減りました。これは、貧血を引き起こす可能性があるということです。また、甲状腺《こうじょうせん》に腫瘍《しゅよう》の増加が認められた実験結果もあります。

食品に添加される赤3の量は、こうした動物実験でえさに加えられる量に比べればずっと少ないのですが、赤3のように自然界にまったく存在しない、分解されにくい化学物質を体内にとりこむことは、できるだけやめたほうがよいでしょう。

### ✸赤《あか》40（赤色《せきしょく》40号）　着色料、合成、LD50 10000㎎以上／㎏

1991年に使用が認められた比較的新しい添加物です。これ以前から、アメリカやカナダなどでは使用されていましたが、日本では認められておらず、それらの国々は、赤40を使った食品を日本に輸出できませんでした。そこで、日本政府に圧力をかけて、認めさせたのです。

使用される食品は、キャンディやチューインガムなどわずかで、それほど見かけません。メーカーも、安全性に不安をもっているのかもしれません。なにしろ、化学構造が発ガン性の疑いの強い「赤2」とよく似ているのです。

化学物質が細胞をガン化させるのは、その遺伝子にくっついて、細胞が分裂《ぶんれつ》する際に変な形の遺伝子にしてしまうからです。そのため細胞は突然変異をおこして、異常な細胞になってしまい、これがガン化につながるのです。つまり、赤40が赤2と化学構造が似ているということは、同じように動物にガンをおこす可能性があるということです。

また、赤40はアレルギーをおこすとの指摘もあります。こういう添加物は、とらないにこしたことはありません。

### ✸赤《あか》102（赤色《せきしょく》102号）　着色料、合成、LD50 8000㎎以上／㎏

紅しょうがや福神漬けなどに赤い色を出すために使われています。急性毒性は弱いのですが、純然たる化学物質で体の中でも分解されにくいため、細胞や遺伝子への影響が心配されます。これまでの実験でガンを発生させたというデータはありませんが、その化学構造から、ガンをおこすのではないかという疑いをぬぐいきれません。

ラットに赤102を2％ふくむえさを90日間食べさせた実験では、赤血球の数が減ってしまい、GOTやGPT（肝《かん》細胞にある酵素《こうそ》。肝機能が低下すると、数値が上昇する）が低下しました。また、皮膚《ひふ》科の医師のあいだでは、赤102が子どもなどにジンマシンをおこすことが知られています。

## ✹赤《あか》104（赤色《せきしょく》104号）　着色料、合成、LD50 2870㎎／㎏

かまぼこやソーセージ、でんぶ、和菓子などに使われますが、あまり見かけません。細菌の遺伝子を突然変異させることがわかっています。発ガン性の疑いがあるとの指摘もあるので、メーカーも使いたがらないのかもしれません。外国では、ほとんど使われていないといいます。

## ✹赤《あか》105（赤色《せきしょく》105号）　着色料、合成、LD50 6480㎎／㎏

かまぼこ、なると、ソーセージなどに使われますが、あまり見かけません。急性毒性は弱いのですが、慢性毒性が認められています。

赤105を0・04％という少量ふくむえさをラットに20カ月間食べさせた実験では、2カ月以降食べる量が減ってしまい、成長が悪くなりました。純然たる化学合成物質なので、ラットも変な味を感じて、食欲を失ってしまうのかもしれません。

また、1%をふくむえさを食べさせた実験では、甲状腺《こうじょうせん》の重さがふえて、肝細胞にある酵素GOTとGPTの値《あたい》が明らかに上昇しました。これは、肝臓の細胞が壊れているということです。肝臓は、有害な化学物質を解毒《げどく》する働きがありますが、赤105が負担になって、細胞が壊れた可能性があります。

## ✸赤《あか》106（赤色《せきしょく》106号）　着色料、合成、LD50 2000mg以上／kg

しょうがの漬物や魚肉ソーセージなどによく使われています。このほか、桜えび、ハム、洋菓子などにも。ピンクがかった赤色をしています。

動物に赤106を食べさせると、肝臓に多くたまり、そこで作られる胆汁酸《たんじゅうさん》に濃縮されます。人間が、赤106をふくむ食品を食べつづけた場合、同じように肝臓に多く集まることになるので、その細胞に影響をおよぼさないのか、心配になります。

赤106は、細菌の遺伝子を突然変異させたり、染色体を切断するなどの作用があります。これは、細胞のガン化と深い関係があります。肝臓にたまった赤106が、その細胞にこうした悪影響をもたらした結果、ガンが発生することにならないのか、気になるところです。

外国では、赤106はほとんど使用されていません。

## ○赤キャベツ色素　着色料、一般飲食物添加物

赤キャベツや紫キャベツから抽出《ちゅうしゅつ》された赤または紫色の色素です。安全性に問題はありま

せん。

## ○アカビート　↓ビートレッドを参照

## ✸亜硝酸《あしょうさん》Na（ナトリウム）　発色剤、合成、LD50 85mg／kg

豚肉や牛肉は時間がたつと黒ずんで、まずそうな色になります。血液の色素や筋肉の色素が空気中の酸素と結びついて変色するからです。

ところが、亜硝酸Naを添加すると、それらと化学反応をおこして安定した色素に変化します。これらはきれいな赤色をしていて、しかも長期間色が変わりません。したがって、ハムやベーコン、ウィンナーソーセージ、サラミ、ビーフジャーキーなどに亜硝酸Naを添加すると、きれいな色を保つことができるのです。いくらやたらこなどでも同様です。

しかし、亜硝酸Naは毒性が強く、これまでの中毒例から、人間の推定致死量は０・１８～２・５gです。自殺や殺人などに使われる猛毒の青酸カリ（シアン化カリウム）の致死量は０・１５g。すなわち、亜硝酸Naの最小推定致死量は、青酸カリの致死量とそれほど変わらないのです。

もちろん亜硝酸Naを添加されたハムやソーセージなどを食べたからといって、すぐに具合が悪くなるということはありません。添加できる量が制限されているからです。それにしても、こんなに毒性の強い化学物質を食品に添加していいものなのか、疑問を感じます。

また、亜硝酸Naは、食肉に含まれるアミンという物質と結びついて、ニトロソアミンという発ガン物質に変化することがわかっています。ニトロソアミンは、ひじょうに強い発ガン性をもっています。

ニトロソアミンにはいくつか種類があって、代表的なN－ニトロソジメチルアミンを飲料水やえさに０・０００１〜０・０００５％という低濃度で混ぜて、ラットに長期間あたえると、肝臓や腎臓《じんぞう》にガンを引き起こします。動物に亜硝酸塩《あしょうさんえん》（亜硝酸Naは亜硝酸塩の一種）とアミンを投与した実験では、胃の中でニトロソアミンができて、ガンが発生しました。

ニトロソアミンはこれまで食肉製品からも見つかっているので、すでに市販のハムやベーコンなどに微量ながらニトロソアミンができている可能性があります。

### ✹アスパルテーム　甘味《かんみ》料、合成、LD50　３０００㎎以上／kg

「安全である」「いや、安全でない」という論争がずっと続いている、いわくつきの添加物です。

アスパルテームは、アスパラギン酸とフェニルアラニンという2種類のアミノ酸とメチルアルコールを結合させて作ります。１９６５年、アメリカの医薬品企業サール社によって開発されました。アメリカでは、１９８１年に使用が認められましたが、アスパルテームをとった人たちから、頭痛やめまい、不眠、視力・味覚障害などをおこしたという苦情が相次ぎました。

日本では、味の素株式会社が輸出用として早くからアスパルテームを製造していましたが、１９８３年に国内での使用が認可されました。これによって、清涼飲料水やダイエット甘味料、ガム、乳酸菌飲料などに使われるようになったのです。

アスパルテームは、アミノ酸のフェニルアラニンをふくんでいるため、フェニルケトン尿《にょう》症（フェニルアラニンの代謝《たいしゃ》がうまくいかない体質）の新生児がとると、脳に障害がおこることがあります。そのため、「アスパルテーム・L－フェニルアラニン化合物」という表示によって、注意を喚起《かんき》しています。

アメリカでは、アスパルテームと脳腫瘍《のうしゅよう》との関係がずっと問題視されていて、1990年代後半には、複数の研究者によって、アスパルテームが脳腫瘍をおこす可能性があることが指摘されました。

また、2005年にはイタリアの実験で、濃度の異なるアスパルテームをラットにあたえつづけたところ、白血病やリンパ腫の発生が見られ、投与量が多いほど発生率も高かったという結果が出ています。人間が食品からとっている量に近いアスパルテームでも、異常が観察されたといいます。「疑わしきものは、食べず」という原則にしたがえば、避けたほうがよい添加物です。

### ✹アセスルファムK（カリウム） 甘味料、合成、LD50 2243㎎／㎏

2000年に認可された新しい添加物です。清涼飲料水やダイエット甘味料、菓子類などに使われています。砂糖の約200倍の甘味度があります。

マウスに体重1㎏あたり6gという大量のアセスルファムKを口からあたえた実験では、ケイレンが見られ、死亡したものには、胃粘膜《ねんまく》の出血や小腸《しょうちょう》の充血、肺の鬱血《うっけつ》が見られました。イヌに０・３％、１％、３％をふくむえさを２年間食べさせた実験では、０・３％群でリンパ球が減少し、３％群では肝障害の際にふえるＧＰＴが増加し、リンパ球が減少しました。

こうした新しい添加物は、なるべくとらないようにしたほうが無難《ぶなん》です。

### アナトー色素　着色料、天然

ベニノキ科ベニノキの種子から、温めた油脂《ゆし》で抽出《ちゅうしゅつ》するか、溶剤《ようざい》で抽出したのち溶剤を除去して、えられる赤い色素です。カロチノイド色素、カロテノイド色素ともいいます。乳製品、焼き菓子、魚加工品などに使われます。

ラットに対して、体重１kgあたり、アナトー色素を５g口からあたえましたが、死亡例はなく、解剖《かいぼう》でも異常は見られませんでした。急性毒性は、きわめて弱いといえます。ただし、神経細胞に関係するドーパミン－β《ベータ》－ヒドロキシラーゼという酵素の働きを強く妨害《ぼうがい》することがわかっています。

### アラビアガム　増粘《ぞうねん》安定剤、天然、LD50　8000mg／kg

飲料、氷菓《ひょうか》・冷菓《れいか》（ゼリー、アイスクリーム、シャーベットなど）、調味料などに使われます。マメ科アラビアゴムノキまたは同じ種類の植物の分泌《ぶんぴつ》液を乾燥させた「増粘多糖類《ぞうねんたとうるい》」の一種です。

急性毒性はきわめて弱いのですが、気になるデータがあります。妊娠ウサギに体重１kgあたり0・8gのアラビアガムをあたえた実験では、大部分のウサギが、食欲不振、出血性の下痢《げり》、尿失禁《にょうしっきん》をおこして死んでしまいました。

人間では、アラビアガムを吸入して喘息《ぜんそく》や鼻炎《びえん》をおこすとされ、アラビアガムが添加された錠剤を飲んで、発熱、関節痛、発疹《はっしん》などをおこした人がいました。アレルギーをおこしやすい人は注意が必要なようです。

**✸亜硫酸塩《ありゅうさんえん》** ↓亜硫酸Na、次亜硫酸Na、二酸化硫黄《いおう》、ピロ亜硫酸K、ピロ亜硫酸Naを参照

**✸亜硫酸《ありゅうさん》Na（ナトリウム）** 漂白剤、合成、LD50 600〜700㎎／kg（二酸化硫黄に換算して）

かんぴょう、甘納豆、煮豆、乾燥果実（干しあんずなど）、えび、キャンデッドチェリー（さくらんぼの砂糖漬け）、ワイン、こんにゃく粉などに使われています。漂白のほかに保存の目的でも添加されます。また、ワインなどには酸化防止剤として添加されていて、「亜硫酸塩」と表示されています。

亜硫酸Naは毒性が強く、人間の場合、4gを飲むと中毒症状があらわれ、5・8gになると胃腸に激しい刺激があります。私の場合、亜硫酸Naが使われた干しあんずを食べると、胃がシクシクします。同じような経験をもつ人もいるのではないでしょうか。

さらに、亜硫酸Naは神経にも影響するようで、0・1%をえさに混ぜてラットに食べさせた実験では、神経炎《しんけいえん》や骨髄萎縮《こつずいいしゅく》が見られました。ウサギを使った実験では、胃に出血が見ら

れました。少なからず、亜硫酸Naは胃に悪影響をおよぼすようです。

○アルギン酸Na（ナトリウム）　糊料《こりょう》、合成、LD50　5000㎎以上／kg

アイスクリーム、ジャム、ソーセージなどに、トロミや粘性《ねんせい》をもたせるために、またゼリーには、ゲル化をおこすために使われます。アルギン酸は、もともと海藻《かいそう》などにふくまれる粘性物質で、それにナトリウムを結合させたのが、アルギン酸Naです。

アルギン酸Naを5％ふくむえさを、ラットに生まれてから死ぬまであたえつづけた実験では、体重、食欲、解剖後の観察で、異常は見られませんでした。5％および15％加えたえさを、ビーグル犬に1年間食べさせた実験では、体重、行動、血液、尿、血糖、一般症状などに異常は見られませんでした。また、健康な大人に、1日に8gを1週間口からあたえましたが、毒性はまったく観察されませんでした。

アルギン酸はもともと食品にふくまれる成分なので、それにナトリウムを結合させても、毒性はほとんど見られないようです。ただ、Na（食塩の成分）をとることになるので、高血圧の人は、そのことを頭に入れておいたほうがよいでしょう。

○アルコール　↓酒精を参照

✸安息香酸《あんそくこうさん》　保存料、合成、LD50　1460㎎／kg

キャビア、マーガリン、シロップ、醤油《しょうゆ》、清涼飲料水などに使われます。安息香酸が発見されたのは、1608年と古く、1875年に細菌《さいきん》がふえるのを防ぐことが発見されました。

安息香酸と次項の安息香酸Na（ナトリウム）をふくむえさで、イヌを250日間育てた実験では、あたえた量が体重1kgあたり1gを超えると、運動失調やてんかんのようなケイレンをおこして、死亡する例がありました。

食品に添加される安息香酸は少量ですが、長期間とりつづけた場合、その影響が心配されます。

2006年3月、イギリスで清涼飲料水に添加されていた安息香酸とビタミンCが化学反応をおこして、発ガン物質のベンゼンになっていたことがわかり、製品が自主回収されるという騒ぎがありました。

## ✹安息香酸《あんそくこうさん》Na（ナトリウム）　保存料、合成、LD50 1440mg／kg

安息香酸にNaを結合させたものが、安息香酸Naです。清涼飲料水や栄養ドリンクに使われることが多く、ほかにシロップ、醤油、果実ペースト、キャビアなどに使われます。水に溶《と》けやすいという性質があります。

毒性が強く、安息香酸Naを2％および5％ふくむえさをラットに食べさせた実験では、5％群ではすべてが過敏《かびん》状態、尿失禁、ケイレンなどをおこして死亡しました。食品に添加される量は制限されているので、こうした害があらわれることはまずないでしょうが、この実験結果から、微量でも胃や腸などの粘膜《ねんまく》への影響が心配されます。

○アントシアニン　着色料、天然

ブドウ果皮、ムラサキイモ、ムラサキヤマイモのいずれかから抽出された紫色の色素です。どれも食用に利用されているものなので、安全性に問題はありません。

### イーストフード　合成

パンは、小麦粉に水とイースト（パン酵母《こうぼ》）を混ぜて練《ね》り、それを焼き上げて作りますが、ふっくらとなるのはイーストが二酸化炭素を出すからです。このイーストのえさとなるのが、イーストフードです。

パンをうまく焼き上げるには、火加減や時間の調整など、職人的な技術が必要です。したがって、大量生産するのはなかなかむずかしいのです。ところが、イーストフードをイーストに混ぜると、機械でもふっくらとしたパンを焼き上げることができ、大量生産することができるのです。

イーストフードは添加物の一括名（用途をあらわす総称）です。実際に添加物として使われる物質名は、次のとおりです。

塩化アンモニウム／塩化マグネシウム／グルコン酸カリウム／グルコン酸ナトリウム／焼成カルシウム／炭酸アンモニウム／炭酸カリウム（無水《むすい》）／炭酸カルシウム／硫酸《りゅうさん》アンモニウム／硫酸カルシウム／硫酸マグネシウム／リン酸三カルシウム／リン酸水素二アンモニウム／リン酸二水素アンモニウム／リン酸一水素カルシウム／リン酸二水素カルシウム

これらから5品目前後をピックアップし、混ぜ合わせてイーストフードが作られます。中には塩化アンモニウムや炭酸アンモニウムのように膨張剤《ぼうちょうざい》としても使われているものがあり、イーストフードが、膨張剤の役目をしていると見ることもできます。

本来のパンは、イーストの力でふっくらさせたものですから、膨張剤を使ったパンが本当のパンといえるのか、疑問です。

塩化アンモニウムは毒性が強く、ウサギに2gを口からあたえたところ、10分後に死んでしまいました。また、イーストフードの中には、リン酸をふくむものが多くありますが、リン酸をたくさんとると、カルシウムの吸収が悪くなって、骨がもろくなる心配があります。しかし、一括名表示が認められているため、前の物質名のどれがいくつ使われても、「イーストフード」としか表示されず、消費者には何が使われているのかわからないという問題があります。

イーストフードを使うと、空気の多いパサパサしたパンになり、パン本来の〝しっとり感〟が失われてしまいます。私には、こうしたパンがおいしいとは感じられません。

## 一般飲食物添加物

食品添加物は、化学的に合成された合成添加物（指定添加物）と、植物や海藻《かいそう》、細菌などから抽出《ちゅうしゅつ》された天然添加物（既存添加物）がありますが、このほかに、一般飲食物添加物がありますす。これは、ふだん私たちが食べている食品を添加物と同じような目的で使ったり、あるいは食品から特定の成分を抽出して、添加物として使うというものです。およそ70品目がリストアップされています。

一般飲食物添加物は、もともと食品として利用されているものを添加物として使うというものなので、安全性にまず問題はありません。

指定添加物と既存添加物の場合、厚生労働省がリスト化したもの（認可したもの）以外は、使うことが禁じられています。しかし、一般飲食物添加物の場合、リストにないものでも使うことができます。その点が、大きな違いです。

## ✸ＥＤＴＡ－Ｎａ　→エチレンジアミン四酢酸二ナトリウムを参照

## ○イノシトール　栄養強化剤、天然

サトウダイコンの糖液から分離、あるいは、フィチン酸（米ぬか、またはトウモロコシの種から抽出）を分解してえます。その由来《ゆらい》からいって、安全性に問題ありません。

## ✸イマザリル　防カビ剤、合成、LD50　277〜371㎎／kg

イマザリルは、輸入されたグレープフルーツ、オレンジ、レモンなどのかんきつ類に使われている防カビ剤です。認可されたのは、１９９２年。しかし、その認可の経緯は、とうてい納得できるものではないのです。

この頃、輸入作物のポストハーベスト、すなわち作物を収穫してからの農薬使用が問題になっていました。ポストハーベストは、アメリカなどでは貯蔵や輸送のために認められていましたが、農作物に農薬が残留《ざんりゅう》しやすい使い方であり、日本では認められていませんでした。

当時、この問題に取り組んでいた市民グループの日本子孫基金（現・食品と暮らしの安全基金）では、外国産の農産物の残留農薬を調べていて、アメリカから輸入されたレモンに殺《さっ》菌《きん》剤のイマザリルが残留していることを発見しました。同国では、イマザリルが農薬として認められていて、ポストハーベストとして収穫後のレモンなどに使われていたのです。

しかし、日本ではイマザリルは、農薬としても食品添加物としても認められていませんでした。つまり、イマザリルが残留したレモンは、食品衛生法に違反していたのです。本来なら、このレモンは廃棄されるべきものです。

ところが、当時の厚生省が何をしたかというと、すぐにイマザリルを食品添加物として認めてしまったのです。「開いた口がふさがらない」というのは、まさにこのことです。国民の健康を守ることよりも、アメリカが日本にレモンを輸出できることのほうが、大切なのです。

イマザリルは海外では農薬として使われているくらいですから、毒性が強い化学物質です。急性毒性が強く、ラットに体重１kgあたり２７７〜３７１mgを口からあたえると、半数が死んでしまいます。ヒト推定致死量は、20〜30ｇです。

また、イマザリルを０・０１２％、０・０２４％、０・０４８％ふくむえさをマウスに長期間食べさせた実験では、運動が過剰になったほか、生まれた子どもが授乳期に体重がふえにくくなり、神経行動毒性が認められました。このほか、国際化学物質安全性計画（ＩＰＣＳ。世界保健機関〔ＷＨＯ〕が主導する活動）が作成した国際化学物質安全性カード（ＩＣ

SC）には、「肝臓に影響をあたえ、機能障害や組織損傷《そんしょう》をおこすことがある」とあります。
こうした危険な化学物質が十分な審査もなされず、添加物として認められ、いまも堂々と使われているのです。

## ✸ウコン色素（ターメリック）

着色料、天然、LD50 2000mg／kg

ウコン色素は、ショウガ科ウコンの根茎《こんけい》の乾燥品から、温めたエチルアルコールまたは温めた油脂《ゆし》で、または溶剤《ようざい》で抽出《ちゅうしゅつ》してえられたものです。ターメリック、あるいはクルクミンともいいます。

ウコンはご承知のようにカレー粉の原料となるものです。最近では、肝臓などの働きを高めるということで、その粉が健康食品としても売られています。ですから、「安全性に問題はない」といいたいところなのですが、ウコンから特定の色素成分を抽出したウコン色素の場合、それを動物にあたえると、毒性が出てしまうのです。

まず急性毒性ですが、マウスに対して、体重1kgあたりウコン色素2gを口からあたえると、その半数が死亡します。急性毒性は弱いながら、あることになります。

また、マウスとラットに対して、ターメリック（ウコン色素）を0・2％、1％、5％ふくむえさを、103週間自由に食べさせた実験では、マウスの1％群で肝細胞腺腫《せんしゅ》あるいは肝細胞ガンの発生率が、対照群に比べて明らかに増加し、5％群では、下垂体腫瘍《かすいたいしゅよう》が増加しました。また、ラットの5％群では、赤血球やヘモグロビン（赤血球中にあって、酸素を運ぶ働きをする）が減っていました。

これらの動物実験の結果を見ると、「ウコン色素は安全」ということはできません。むしろ危険の部類に入るということになってしまいます。

カレー粉に使われるウコンは、ウコンの根茎の乾燥品をそのまま粉にしたものなので、色素などをバランスよくふくんでいます。そして、長い食経験の中で、安全性に問題ないことが確かめられています。

一方、ウコン色素は無理に黄色い色素を抽出して、それだけを凝縮《ぎょうしゅく》させたかっこうになっているので、動物にあたえると毒性が出てしまうのかもしれません。あるいは、抽出の際に使われた溶剤が、残留していることも考えられます。

**○栄養強化剤**　合成・天然

強化剤ともいいます。食品に栄養を強化するために添加されます。ビタミン類、アミノ酸類、ミネラル類があります。いずれも栄養成分なので、安全性に問題はないでしょう。表示免除になっているので、使われても表示されません。ただし、メーカーが自主的に表示するケースもあります。

**○エチルアルコール**　↓酒精を参照

**✹エチレンジアミン四酢酸《さくさん》二ナトリウム**　酸化防止剤、合成、LD50 2000〜2200㎎／㎏

缶詰やビン詰に使われます。略称は、ＥＤＴＡ－Na。毒性が強いため、「最終食品の完成前にエチレンジアミン四酢酸カルシウム二ナトリウムにしなければならない」という条件がついています。

エチレンジアミン四酢酸二ナトリウムを１％ふくむえさを、マウスに２０５日間食べさせた実験では、成長が悪くなって、赤血球や白血球が減りました。また、血液中のカルシウムがふえて、骨や歯に異常が見られました。

また、受精卵に注射すると、量が多くなるにしたがって孵《ふ》化率が悪くなり、形態異常が見られました。妊娠ラットに注射した実験では、胎児《たいじ》が死亡したほか、指の数がふえる、尾が２本になるなどの異常が見られました。注射による実験ではありますが、催奇形性《さいきけい》（お腹の子どもに先天性障害をもたらす毒性）が疑われます。

なお、エチレンジアミン四酢酸二ナトリウムは、石鹸《せっけん》やボディシャンプーなどに、石鹸カスができるのを防ぐ目的でも使われています。

## エリスリトール

エリスリトールは、添加物ではなく、食品に分類される糖アルコールです。ブドウ糖を原料に、酵母《こうぼ》で発酵《はっこう》させて作られています。

消化されにくいため、エネルギー源とはならず、ノンカロリーとされています。しかし、たくさんとった場合、消化されないことがわざわいして、下痢《げり》を引き起こすことがあります。

１９９８年には、アサヒ飲料が販売していた清涼飲料水「オー・プラス」が、下痢をおこす可能性があるという理由で、自主回収される騒ぎがありました。この製品には、エリスリトールが大量にふくまれていたのです。ちなみに、ダイエット甘味料「パルスイート」（味の素）10分の1タイプの20％はエリスリトールです。

### ○塩化Ca（カルシウム）　豆腐用凝固剤・栄養強化剤、合成、LD50 4000㎎／kg

塩化Caは、海水にふくまれる成分。豆腐を固めるにがりとして使われるほか、栄養強化剤として使われることもあります。急性毒性は弱く、安全性に問題はないでしょう。

### ○塩化Mg（マグネシウム）　↓豆腐用凝固剤を参照

### ✸OPP　防カビ剤、合成、LD50 500㎎／kg

OPP（オルトフェニルフェノール）は、昔、日本で農薬として使われていた化学物質です。農薬はどれも毒性の強いものです。それを食品添加物として使うのはおかしいと思いませんか？　それにはある理由があったのです。

1975年のことです。アメリカから輸入されたグレープフルーツを、当時の農林省の試験場が調べたところ、OPPが発見されました。この当時、OPPは食品添加物として認可されていませんでした。したがって、このグレープフルーツは食品衛生法違反ということになります。厚生省は、それを海に捨てることを命令し、実際に廃棄《はいき》されました。

この処置に対して、アメリカ側は激怒しました。同国では、この当時からOPPの使用が認められていて、同じグレープフルーツが国内では流通していたのです。それが日本では廃棄されたのですから、当然かもしれません。

そこでアメリカ政府は、「OPPの使用を認めろ！」と、日本政府に激しい圧力をかけてきました。OPPのカビを防ぐ力は強く、とくにほかの防カビ剤では防げない白カビを防ぐことができました。日本にグレープフルーツを輸出するためには、OPPの認可がどうしても必要だったのです。

この強い圧力に日本政府はとうとう屈服《くっぷく》し、1977年にOPPの使用を認めてしまいました。

このころは高度経済成長期のあとで、日本から自動車や電化製品などがアメリカに大量に輸出され、貿易不均衡《ふきんこう》が生じていました。それをいくらかでも解消するために、アメリカ側はグレープフルーツやオレンジ、レモンを日本に輸出しようと考えていました。もし、日本側がOPPの使用を認めないとなると、アメリカ政府はその報復として、自動車などの輸入を制限する可能性がありました。日本政府は、それを恐れたのです。

しかし、OPPはもともと農薬です。それを添加物に認めるのは、「おかしい！」と誰でも感じるはずです。

東京都立衛生研究所（現・東京都健康安全研究センター）の研究者たちも、そう感じました。そこで、動物実験をおこなって、OPPの毒性を調べました。その結果、OPPを1・25％ふくむえさをラットに91週間食べさせた実験で、83％という高い割合で膀胱《ぼうこう》ガンが発生したのです。

都の研究所という公的機関がこうした発表をした場合、ふつうなら厚生省は、すぐにOPPの使用を禁止するはずです。しかし当時の厚生省は、「国の研究機関で追試をおこなう」といって、すぐに禁止しませんでした。結局、追試の結果、発ガン性は認められなかったということで、いまでも使用が認められているのです。

この際、なんらかの政治的な力が働いたことは間違いないでしょう。アメリカ政府は、いろいろ圧力をかけてやっとOPPの使用を日本に認めさせました。それをすぐに禁止にしたら、報復を受けることは火を見るより明らかです。日本政府はそれを避けたかったのでしょう。

結局、消費者の健康よりも、アメリカと日本の大企業の利益のほうが大切だったようです。

## ✸OPP－Na　防カビ剤、合成、LD50　500㎎／kg

OPP－Na（オルトフェニルフェノール－ナトリウム）は、OPPにNaを結合させたものです。OPPとともに使用が認められました。使われる食品も、OPPと同じくグレープフルーツ、オレンジ、レモンなどのかんきつ類です。これにも発ガン性があります。

東京都立衛生研究所では、OPP－Naを0・5〜4％をえさに混ぜて、ラットに91週間食べさせる実験をおこないました。その結果、2％のえさを食べたラットの場合、95％という高い割合で、膀胱《ぼうこう》や腎臓《じんぞう》にガンが発生しました。しかし、この結果も無視されてしまい、いまでも使用が認められているのです。

## 【か行】

### ○貝Ca（カルシウム）　栄養強化剤、天然

貝殻《かいがら》を焼いて、えられたものです。成分は、酸化カルシウム。貝殻を食べるということはふつうしませんが、貝殻に毒性があるとは考えられないので、安全性に問題はないでしょう。

### ✸過《か》酸《さんか》化水《すい》素《そ》　漂白剤、合成

1980年の1月のことでした。当時の厚生省が、「過酸化水素に発ガン性があることがわかったので、食品に可能な限り使用しないように」という通達を、食品業界に出しました。同省の助成金による動物実験で、発ガン性が認められたからです。

その実験とは、過酸化水素を0・1％および0・4％の濃度に溶《と》かした水をマウスに74日間飲ませたところ、十二指腸《じゅうにしちょう》にガンが発生したというものでした。

この当時、過酸化水素は、かずのこやかまぼこ、ゆで麺《めん》類の漂白・殺菌に使われていたので、業界はひじょうに混乱しました。この通達によってこうむった損害を、日本政府に賠償《ばいしょう》するよう求めた食品業者もありました。

こうした混乱に厚生省はうろたえてしまい、内部では、「過酸化水素を使ってもよいが、製品に残留しないように」と、規制をゆるめる意見が出されました。しかし、過酸化水素が

残っているかどうかを調べるのはとてもむずかしく、その時点ではまだその技術が確立されていませんでした。結局、残存していないことを確認できないことがわかり、事実上の使用禁止となったのです。

これでいちばん困ったのは、かずのこの業者でした。かまぼこやゆで麺はほかの添加物に切りかえることができましたが、かずのこをきれいに漂白するのはむずかしく、ほかに適当な添加物が見つからなかったのです。それだけ、過酸化水素の漂白作用は強力ということです。

そこで、「残留しなければいいのだろう」と、業界をあげて、かずのこから過酸化水素を取り除く研究がおこなわれました。そして、翌年には、その方法が見出されました。それは、「カタラーゼ」という酵素で過酸化水素を分解するというものでした。

そのため、厚生省は、「最終食品の完成前に分解または除去すること」という条件つきで、過酸化水素の使用を認めたのでした。

現在出回っているかずのこの多くは、過酸化水素による漂白と、カタラーゼによる除去処理がおこなわれたものです。醤油《しょうゆ》漬けされた製品の中には漂白されていないものもありますが、きれいな薄《うす》黄色、すなわち「黄金色」をしているかずのこは漂白されていると見て、まず間違いありません。その際に気になるのは、過酸化水素が本当に残っていないのかということです。

少し古い話になりますが、1995年に、東京都と千葉県で買ったかずのこ4製品について、私が独自に㈶日本食品分析センターで調べてもらったところ、2製品から微量ながら過酸化水素が見つかりました。

過酸化水素を完全に取り除くのはなかなかむずかしいようです。したがって、いま売られている製品に過酸化水素が本当に残っていないのか、不安を感じざるをえないのです。

## ◯カゼイン 糊料《こりょう》、合成

カゼインは、もともと牛乳にふくまれる物質で、ふつうはカルシウムと結びつき、さらにリン酸カルシウムと結びついています。牛乳が白く見えるのは、これらの成分によるものです。

カゼインは、アイスクリームやゼリー、魚肉練《ね》り製品などに使われます。元来牛乳にふくまれる成分ですから、安全性に問題はないと考えられます。

## ▓カゼインNa（ナトリウム） 糊料、合成、LD50 400〜500㎎／kg

カゼインに、Naを結合させたのが、カゼインNaです。水によく溶《と》けるため、カゼインより利用範囲が広く、アイスクリーム、ゼリー、ハム、ウィンナー、麺《めん》類、魚肉練り製品などに使われています。

カゼインにNaが結びついただけですから、毒性は弱いはずなのですが、動物に体重1kgあたり5日間連続で0・4〜0・5gを口からあたえると、中毒をおこしてその半数が死んでしまいます。したがって、毒性は弱いとはいえません。Naが毒性を強めているようです。

## カフェイン　苦味料《くみ》、天然

コーヒー豆や茶葉から、水または二酸化炭素で抽出《ちゅうしゅつ》して、分離・精製してえられます。コーラや栄養ドリンクなどに使われています。

カフェインは、アルカロイドの一種です。アルカロイドとは、植物にふくまれる成分で、人間に対してとても強い生理作用をもっています。コカインやモルヒネなどの麻薬や、タバコにふくまれるニコチンも、アルカロイドの一種です。

カフェインは、アルカロイドの中では作用が穏やかなほうですが、それでも大脳に作用して感覚や精神機能を敏感にし、眠気をさます働きがあります。ですから、夜コーヒーを飲むと、なかなか眠れなくなるのです。

このほか、血管を収縮させたり、尿意《にょうい》をもよおさせたり、胃液を分泌《ぶんぴつ》させる働きもあります。そのため、体が十分に発達していない子どもがカフェインをとると、脳などへの刺激が強すぎて、興奮したり、眠れなくなるので、コーヒーを子どもに飲ませない親も多いようです。

コーラや栄養ドリンクなどにはカフェインが添加されていますが、それを知らずに子どもに飲ませてしまうと、そうした問題がおこる心配があります。表示をよく見て、カフェインが入っているかどうかを確認するようにしてください。

## ガムベース　合成・天然

ガムベースは、その名のとおり、チューインガムの基材となるものです。これを使わないと、ガムを作ることはできません。

ガムベースは添加物の一括名（用途をあらわす総称）で、実際に添加物として使われている物質名は、次のとおりです。

エステルガム／酢酸《さくさん》ビニル樹脂《じゅし》／ポリイソブチレン／ポリブテン／グリセリン脂肪《しぼう》酸エステル／ショ糖脂肪酸エステル／ソルビタン脂肪酸エステル／プロピレングリコール脂肪酸エステル／炭酸カルシウム／リン酸三カルシウム／リン酸一水素カルシウム

酢酸ビニル樹脂は、接着剤としても使われています。その原料となる酢酸ビニルは、動物実験で発ガン性のあることが明らかになっています。酢酸ビニル樹脂にも、酢酸ビニルが残っている可能性があり、厚生労働省では、樹脂中に酢酸ビニルが５ｐｐｍ（ｐｐｍは１００万分の１をあらわす濃度の単位）以上残っていた場合は、違反としています。こうした問題のあるものは、添加物としての使用を禁止すべきでしょう。

ポリイソブチレンは、石油ナフサ（石油から得られる蒸留物《じょうりゅうぶつ》）を分解する際に副産物としてできるイソブチレンを結合させて作ったものですが、毒性データが見当たりません。ポリブテンは、石油ナフサから得られるブテンを結合させたものですが、これも毒性データが見当たりません。こうして合成された化学物質を、子どもが好んで口にするガムに添加していいものなのか、ひじょうに疑問を感じます。

しかも、これらが使われていても、「ガムベース」という一括名しか表示されないため、消費者にはわからないのです。

以上は、化学合成のガムベースです。ほかに天然のガムベースも数多くあります。次のものが、それです。

オゾケライト／グアヤク樹脂／グッタハンカン／グッタペルカ／コーパル樹脂／ゴム／ゴム分解樹脂／サンダラック樹脂／ジェルトン／ソルバ／ソルビンハ／チクル／チルテ／ツヌー／低分子ゴム／ニガーグッタ／パラフィンワックス／粉末モミガラ／ベネズエラチクル／ホホバロウ／マスチック／マッサランドバチョコレート／マッサランドババラタ／ラノリン／レッチュデバカ／ロシディンハ／ロシン

聞きなれない名前がほとんどですが、大半は「ゴム」と同様に樹木からとった樹液です。毒性の強いものはそれほど見当たりませんが、いくつか問題のあるものがあります。

ホホバロウはツゲ科のホホバの実から抽出したロウ物質ですが、0・625%ふくむえさをラットに90日間食べさせた実験で、白血球や脳重量の減少傾向が見られました。

また、コーパル樹脂は、ナンヨウスギ科の植物の分泌液から抽出したものですが、0・625%をふくむえさをラットに90日間食べさせた実験で、白血球の減少傾向や肝臓重量の増加が見られました。また、1・25%をふくむえさを食べさせた実験では、貧血傾向が見られました。

以上のように、天然の物質とはいえ、本来は食品として利用されていないものなので、それを口からとった場合には、いろいろ体への悪影響があらわれる可能性があるのです。しかし、すべて一括名の「ガムベース」としか表示されませんので、何が添加されているのかわからないのです。

## ✹カラギーナン（カラギナン）　増粘《ぞうねん》安定剤、天然、LD50 5000mg以上／kg

しゃぶしゃぶのたれ、ドレッシング、スープ、ソース、ゼリー、豆乳、乳飲料、果実飲料、デザート食品などに使われています。ミリン科やイバラノリ科などの海藻《かいそう》を乾燥してえられた「増粘多糖類」の一種です。

急性毒性は弱いのですが、気になるデータがいくつもあります。ラットにカラギーナンを15％、25％ふくむえさを50日間食べさせた実験で、4日目から下痢《げり》がはじまり、とくに25％群は激しく、血便が見られました。また、8日目から背中の毛が抜けはじめ、25％群とメスがひどく抜けました。

一方、4％のカラギーナンをふくむえさをラットに6カ月間食べさせた実験では、異常は見られませんでした。カラギーナンが少なければ問題はおこらないようですが、大量の場合だと障害がおこってきます。天然添加物の場合、添加する量が多いケースもあるので、気になるところです。

サルでも実験がおこなわれています。アカゲザルに体重1kgあたり50mg、200mg、500mgを1週間に6日、5年間強制的に口からあたえ、それ以降の2年半はえさに混ぜてあたえた実験では、軟便《なんべん》、慢性《まんせい》的な腸《ちょう》の不調、食欲不振、衰弱《すいじゃく》が見られました。あたえる量が多くなるにしたがって便はやわらかくなり、同じように血便も増加しました。

また、ラットに発ガン物質をあたえて、さらにカラギーナンを15％ふくむえさをあたえた実験では、結腸腫瘍《けっちょうしゅよう》の発生率が高くなりました。発ガン物質をあたえずに、カラギーナンをふくむえさだけをあたえた場合、ラット1匹に結腸腺腫《せんしゅ》が見られました。

このほか、ニワトリの受精卵に、カラギーナンを0・1％ふくむ水溶液を0・1㎎投与した実験では、胚《はい》死亡率が高くなり、ヒナに脳露出《ろしゅつ》、異常なくちばし、無眼症などが見られ、生まれたヒナの多くは4日目で死亡しました。ヒナに悪い影響をもたらすことは間違いありません。

カラギーナンは、すでにいろいろな食品に使われていますが、こうしたデータを見る限り、安全とはいいがたいものです。

## カラメル色素　着色料、天然、LD50　15000㎎以上／kg

ソース、コーラ、コーヒー飲料、洋酒、菓子類、ラーメンスープ、醤油《しょうゆ》など多くの食品に、褐色《かっしょく》に着色するために使われています。

カラメル色素には、デンプンや糖類を単に熱処理してえられたものと、亜硫酸《ありゅうさん》化合物やアンモニア化合物を加えて熱処理したものがあります。とうぜん後者のほうが毒性が強いのですが、「カラメル色素」あるいは「カラメル」としか表示されないので、どちらが使われているのかわかりません。ここでは、後者が使われたと想定して、その毒性を見ていきたいと思います。

ラットに、カラメル色素を10％、20％ふくむ飲料水を127日間あたえた実験で、便が黒くなり、弱い下痢《げり》が見られました。

ラットに10～25％ふくむ飲料水をあたえた実験では、胎児《たいじ》の着床《ちゃくしょう》数や新生児数が減って、脱毛が見られました。ただし、これらは飲料水に混ぜているので、かなり過酷《かこく》な実験といえるでしょう。

ラットに4％をふくむ飲料水を104週間あたえた実験では、脳下垂体腫瘍《のうかすいたいしゅよう》の発生率が高くなりました。しかし、この実験に使ったラットの場合、もともとこの腫瘍をおこしやすいため、カラメル色素が腫瘍を増加させたという結論にはいたりませんでした。

このほか、男女10人にカラメル色素を、6g／日、12g／日、18g／日と、1週間ごとに濃度を変えてソフトドリンクとして飲んでもらったところ、白血球が少し減り、リンパ球がふえました。が、それらはカラメル色素とは関係ないと結論されています。ほかに、腸運動が活発になって、便がゆるくなりました。

カラメル色素の中には、細菌《さいきん》の遺伝子を突然変異させたり、染色体を切断するものがあります。これは、細胞のガン化と関係があります。トリプトファンというアミノ酸の一種を焦《こ》がしたものが、動物にガンをおこすことがわかっているので、カラメル色素の場合も気になるところです。

## ○カルボキシメチルセルロースカルシウム　糊料《こりょう》、合成

固形スープや固形調味料、顆粒《かりゅう》だしなどを、溶《と》けやすくするために使われます。木材パルプに、水酸化ナトリウムや炭酸カルシウムなどを化学反応させて合成します。名前が長いので、「CMC－Ca」と表示されることが多い。毒性は、次のカルボキシメチルセルロースナトリウムと同程度です。

**○カルボキシメチルセルロースナトリウム**　糊料、合成、LD50　1600㎎／㎏

アイスクリーム、ジャム、クリーム、ピーナッツバター、ケチャップ、佃煮《つくだに》、ソースなどに使われます。植物にふくまれるセルロースを原料として、水酸化ナトリウムなどを反応させて、化学合成されています。名前が長いので、「CMC-Na」または「CMC」と表示されることが多い。

急性毒性はほとんどありません。5％をふくむえさをラットに8ヵ月間食べさせた実験では、成長、臓器重量、主要組織に病的な変化は見られませんでした。また、20％という大量をふくむえさをラットに2ヵ月間食べさせた実験では、わずかに成長が悪くなって、便がやわらかくなりました。しかし、実際にはこれほど大量にとることはないので、心配する必要はないでしょう。

**カルミン酸**　↓コチニール色素を参照

**カルミン酸色素**　↓コチニール色素を参照

**カロチノイド色素（カロテノイド）**　↓アナトー色素、パプリカ色素、β-カロチンを参照

カロチノイド色素とは、動植物にふくまれる黄・だいだい・赤・紫色を示す色素の総称で

あり、パプリカ色素やβ-カロチン、アナトー色素などさまざまな種類があります。この表示からでは具体的な色素名はわかりません。名称もカロチノイド、カロチン、カロチン色素、カロテノイド、カロテノイド色素、カロテン、カロテン色素とさまざまであり、統一されていません。

カロチノイド色素の多くは安全性に問題はありませんが、アナトー色素のように多少問題のあるものもあります。したがって、危険度を明確に示すことはできません。

## かんすい　合成

かんすいは、漢字で「梘水」と書きます。ラーメンの独特の風味や色合いを出すために使われています。

昔、中国奥地のある湖の水を使って麵《めん》をこねて作ったところ、独特の風味や食感があり、それが評判となって中国全土に広がったといわれています。その水は、湖の名にちなんで梘水といわれるようになりました。

その後、その水を調べたところ、炭酸ナトリウムや炭酸カリウムを多くふくんでいることがわかりました。

添加物としてのかんすいは、一括名（用途をあらわす総称）です。現在では、以下の化学物質を組み合わせて、かんすいが作られています。

炭酸カリウム（無水《むすい》）／炭酸ナトリウム／炭酸水素ナトリウム／ピロリン酸四カリウム／ピロリン酸二水素二ナトリウム／ピロリン酸四ナトリウム／ポリリン酸カリウム／ポリリン

酸ナトリウム／メタリン酸カリウム／メタリン酸ナトリウム／リン酸三カリウム／リン酸水素二カリウム／リン酸二水素カリウム／リン酸水素二ナトリウム／リン酸二水素ナトリウム／リン酸三ナトリウム

かんすいは、炭酸ナトリウム、炭酸水素ナトリウム（重曹《じゅうそう》）、リン酸類のカリウム塩またはナトリウム塩を1種類以上ふくんでいます。リン酸の化合物が多くなっていますが、リン酸をたくさんとると、カルシウムの吸収が悪くなって、骨がもろくなる心配があります。

炭酸ナトリウムは、人間が大量にとると、胃や腸《ちょう》の粘膜《ねんまく》に傷がつきます。ラーメンを食べると、胸焼けをおこすことがありますが、これが原因しているのかもしれません。

ポリリン酸ナトリウムの場合、３％をふくむえさをラットに24週間食べさせた実験で、腎《じん》臓結石《ぞうけつせき》ができました。

メタリン酸ナトリウムの場合、10％をふくむえさをラットに1カ月食べさせた実験で、発育が悪くなって、腎臓の重さがふえて、尿《にょう》細管に炎症《えんしょう》が見られました。

しかし、どれをいくつ使っても「かんすい」という一括名しか表示されないので、消費者は何が使われているのかわからないという問題があります。

## ○カンゾウ（甘草）　甘味料、天然

マメ科のカンゾウ（甘草）の根茎《こんけい》から、熱水で抽出《ちゅうしゅつ》するか、アルカリ性水溶液で抽出して精製し、えられたものです。主成分は、グリチルリチン酸。

カンゾウは、漢方薬としても使われています。市販のカンゾウエキス製剤を、男性15人と女性34人に13～142日間服用してもらい、血液中のナトリウム、カルシウム、塩素、リン、および血液尿素窒素《にょうそちっそ》を測ったところ、ほとんど影響は見られませんでした。

中国産のカンゾウから抽出した乾燥エキスを調整して、ラットとマウスに対して、体重1kgあたり6gを口からあたえましたが、毒性はあらわれませんでした。

## 甘味《かんみ》料 天然・合成

食品に甘味を与えます。サッカリンナトリウム、ソルビット、アスパルテーム、アセスルファムK、スクラロースなどが代表的です。個々の添加物によって、毒性は異なります。甘味料は添加物の用途名であり、使用添加物は具体的な物質名が表示されます。

## ✹黄《き》4（黄色《おうしょく》4号） 着色料、合成、LD50 12750㎎／kg

かずのこ入り惣菜《そうざい》、練《ね》りうに、漬物（とくにたくあん）、ドロップ、あめ、和菓子、焼き菓子、かき氷シロップなどに使われています。タール色素の中では、赤102と並んでよく使われています。

急性毒性は弱いのですが、人間がとると、人によってはジンマシンをおこすことがあります。一種の拒否反応と考えられます。

黄4を1％ふくむえさでラットを育てた実験では、体重が減ってしまいました。また、2％をふくむえさでは、下痢《げり》をおこしました。

動物や人間が下痢をおこすのは、害のある物質が体内に入ってきたとき、それを早く排泄《はいせつ》するためです。黄4は、自然界にない化学合成物質なので、体がうまく処理をできず、こうしたことがおこると考えられます。また、ビーグル犬では、胃炎《いえん》をおこしました。

このほか、細胞の染色体を切断する作用があります。これは、細胞のガン化と深い関係があります。

## ✸黄《き》5（黄色《おうしょく》5号） 着色料、合成、LD50 2000㎎以上／kg

お菓子や清涼飲料水、農水産加工品などに使われます。赤3と青1を混ぜるとチョコレート色に、青2と混ぜると黒くなります。黄5の急性毒性は弱いのですが、人間がとると、人によってはジンマシンをおこすことがあります。

黄5を1％ふくむえさをイヌに2年間食べさせた実験では、体重が減って、下痢をおこしました。体がうまく処理できずに、早く排泄しようとするためと考えられます。

0・5〜5％をふくむえさをラットに2年間食べさせた実験では、乳腺腫瘍《にゅうせんしゅよう》がふえたという疑いがもたれました。それを確認するために、1および2％をふくむえさを100匹のラットに2年間食べさせましたが、腫瘍の発生は認められなかったということで、いまも使用が認められています。

しかし、「疑わしきは使わず」という原則にもとづけば、使うべきではないでしょう。

## ○キサンタンガム 増粘《ぞうねん》安定剤、天然、LD50 1000㎎以上／kg

ドレッシング、ソース類、缶詰、プリン、スポンジケーキなどに使われます。細菌のキサントモナス・キャンペストリスの培養液《ばいよう》から、分離してえられた「増粘多糖類」の一種です。

イヌに1日に、体重1㎏あたり0・25g、0・5gのキサンタンガムをえさに混ぜてあたえたところ、0・5g群では便がややわらかくなり、成長がやや悪くなり、コレステロール値が低くなりました。

キサンタンガムは消化されにくいため便がややわらかくなり、またコレステロールを吸収して排泄したため、値が減ったと考えられます。

健康な5人の男性に1日に10・4～12・9g（3回に分けて）のキサンタンガムが23日間あたえられましたが、血液、尿、免疫《めんえき》、善玉《ぜんだま》コレステロールなどに影響は見られませんでした。総コレステロールが10％減っていました。このほか、人間がキサンタンガムを1日に10～13gとっても、影響はあらわれなかったといいます。

## ○キシリトール　甘味料《かんみ》、合成、LD50　12500㎎／kg

ガムや菓子類、ジャムなどに使われています。

キシリトールは、もともといちごやプラムなどにふくまれている糖アルコールです。1960年ごろから、植物にふくまれるキシロースを原料として、化学的に合成されはじめ、甘味料として使われるようになりました。とくにガムに、「虫歯を防ぐ甘味料」ということで、さかんに使われています。砂糖と同じくらいの甘味があります。

ビーグル犬に、キシリトールを2～20％ふくむえさを104週間食べさせた実験で、10％以上あたえた群で、肝《かん》障害の際にふえるGPTが高くなり、肝細胞の色が淡く変化しました。

マウスに、2%、10%、20%ふくむえさを102〜106週間食べさせた実験では、10%群と20%群で、体重のふえ方が悪くなり、膀胱結石《ぼうこうけっせき》の増加、膀胱細胞の変質と異常増殖《ぞうしょく》が見られました。

ただし、これらは動物にキシリトールをかなり大量に食べさせた実験なので、人間にどの程度の影響があらわれるのかは、よくわかりません。もともといちごやプラムなどにふくまれている甘味成分なので、ふつうにとっているのであれば、それほど問題はないと考えられます。

### ○キチン　増粘安定剤、天然

えびやかになどの甲羅《こうら》から抽出したものです。実験データが見当たりませんが、安全性に問題はないと考えられます。

### ○キトサン　増粘安定剤、天然

キチンを水酸化ナトリウム溶液で処理したもので、軟骨《なんこつ》成分のグルコサミンからなります。実験データが見当たりませんが、安全性にそれほど問題はないと考えられます。

### ※グァーガム　増粘安定剤、天然

ドレッシング、ケチャップ、こんにゃく、食肉加工品、冷菓（ゼリーやプリンなど）、和菓子などに使われます。マメ科グァーの種子をくだいてえられた、あるいはこれをお湯で抽出してえられた「増粘多糖類」の一種です。

グァーガムをふくむダイエット薬を飲んで、食道がふさがってしまったケースがいくつも報告されています。また、カーペット工場の従業員が、グァーガムが原因で喘息《ぜんそく》をおこしたという報告があります。

ラットに、グァーガムを1～15％ふくむえさを91日間食べさせた実験では、体重のふえ方が悪くなり、腎臓《じんぞう》の重さや血糖値がやや低くなりました。妊娠マウスに、体重1kgあたり0・8gをあたえた実験では、29匹中8匹が死亡しました。「安全」とはいいがたいものです。

## ○クエン酸　酸味料・pH調整剤、合成、LD50 5040mg／kg

もともとレモンやみかんなどのかんきつ類に多くふくまれる酸です。化学的に合成されたものが、酸味料やpH調整剤として使われています。いろいろな食品に使われていますが、最近では、コンビニ弁当の具材に、保存性を高める目的で添加されています。安全性に問題はありません。

## ○クエン酸Na（ナトリウム）　酸味料・pH調整剤・調味料、合成

クエン酸に、Naを結合させたものが、クエン酸Naです。安全性に問題はありません。ただし、Na（塩分）をとることになるので、その点は頭に入れておく必要があるでしょう。クエン酸と似たような使われ方をしています。

## クチナシ色素　着色料、天然、LD50 5000㎎以上／kg

インスタントラーメン、生ラーメン、ガム、シロップ、茶そば、飲料、冷菓（プリンなど）、リキュールなどに使われています。

アカネ科クチナシの実から、温水で抽出したのち、酵素《こうそ》を添加して分離することでえられます。クチナシ黄《き》色素、クチナシ青《あお》色素、クチナシ赤《あか》色素があります。

ラットに対して、体重1㎏あたりクチナシ黄色素5gを口からあたえましたが、死亡例は見られませんでした。解剖《かいぼう》して調べたところ、異常は見られませんでした。しかし、別のラットに同様に0・8〜5gを口からあたえた実験では、下痢《げり》をおこしたほか、肝臓《かんぞう》が出血して、それにともなう肝細胞の変性と壊死《えし》が見られました。

ラットに、クチナシ青色素を5％ふくむえさを13週間あたえた実験では、体重が減ったり、途中で死亡する例はなく、明らかな毒性は見られませんでした。ただし、細菌に対して、突然変異をおこすことがわかっています。

クチナシ赤色素の場合、細胞に大量に作用させると、染色体を切断することがわかっています。突然変異や染色体の切断は、細胞のガン化と深い関係があります。

これらのデータから、「安全」とはいえません。しかし、「危険」とまでもいえないでしょう。

## 苦味料《くみ》　天然

食品に独特の苦味をつけるために添加されます。コーヒーやお茶などにふくまれるカフェイン、カカオにふくまれるテオブロミンなどが代表的です。

苦味料は添加物の一括名（用途をあらわす総称）です。添加物として使われる物質は、化学合成のものはなく、天然の添加物だけで、次のとおりです。

イソアルファー苦味酸／カフェイン／キナ抽出物／キハダ抽出物／ゲンチアナ抽出物／香辛料抽出物／酵素《こうそ》処理ナリンジン／ジャマイカカッシア抽出物／テオブロミン／ナリンジン／ニガキ抽出物／ニガヨモギ抽出物／ヒキオコシ抽出物／ヒメマツタケ抽出物／メチルチオアデノシン／レイシ抽出物

よく使われているのは、なんといっても「カフェイン」で、コーラや栄養ドリンクなどに添加されています。カフェインは、コーヒーや紅茶、緑茶などに多くふくまれていますが、子どもがとると、夜眠れなくなったり、興奮しやすくなったりするので、注意が必要です（カフェインの項参照）。

苦味料は一括名表示が認められていて、「苦味料」と表示すればよいのですが、メーカーもカフェインに問題があると考えているのか、コーラや栄養ドリンクには、「カフェイン」と表示されています。

苦味料の中で、ほかに問題なのは、ジャマイカカッシア抽出物です。これは、ニガキ科のジャマイカカッシアの枝や皮から抽出されたものですが、０・５％をふくむえさをラットに90日間食べさせた実験で、肝臓障害の際にふえるγ《ガンマ》‐ＧＴＰがふえていました。

## ◆グリシン　調味料、合成

だんごや大福、粉末スープ、惣菜《そうざい》、ピーナッツバター、漬物類などに使われています。

グリシンは、タンパク質を作っている20種類のアミノ酸の一種で、体の中でも作られています。また、食べ物にもふくまれていて、とくに魚介類に多くふくまれています。人工的にも合成されていて、それが食品添加物として使われているわけです。

アミノ酸の一種であるグリシンは、「うまみ」があり、調味料として使われていますが、酸の一種なので細菌がふえるのを防ぐ働きもあり、保存の目的でも使われます。また、酸化を防いだり、食品原料が〝なじむ〟ようにするためにも使われます。

その安全性ですが、アミノ酸の一種ですから、「まったく問題ない」といいたいところなのですが、動物実験では、毒性が見られるのです。

ニワトリの白色レグホンに、1日に4g以上のグリシンを口からあたえた実験では、中毒症状がおこり、強い疲労や昏睡《こんすい》をおこし、死亡する例が見られました。

モルモットに口から大量にあたえた実験でも、虚脱《きよだつ》症状や呼吸筋の麻痺《まひ》をおこして、死んでしまいました。ラットに、グリシンを2・5％および5％ふくむ水を口からあたえた実験では、低い割合ですが、膀胱《ぼうこう》に腫瘍《しゆよう》の発生が見られました。

なぜ、食品にふくまれ、人間のタンパク質を作っているグリシンが、こうした毒性を示すのか不思議です。おそらく動物の場合、グリシンをうまく代謝《たいしや》するシステムを体の中にもっていないために、こうした毒性があらわれると考えられます。人間の場合は、こうした毒性はまずあらわれないようです。

**○グリセリン**　↓製造用剤を参照

**○グリセリン脂《し》肪酸《ぼうさん》エステル**　乳化剤・ガムベース、合成

アイスクリーム、マーガリン、パン、ケーキ、生クリームなどに使われています。脂肪に近いもので、食品にもふくまれているので、安全性には問題はありません。動物実験でも、とくに毒性を示すデータは見当たりません。

**✹クルクミン**　↓ウコン色素を参照

**✹グルコノデルタラクトン**　↓豆腐用凝固剤を参照

**✹L-グルタミン酸Na（ナトリウム）**　↓調味料を参照

**結着《けつちゃく》剤**　↓リン酸塩を参照

**ゲル化剤**　↓糊料《こりょう》を参照

### ○香辛料《こうしん》　天然

ふだん使われているコショウやニンニクなどの香辛料から、水、エタノール、二酸化炭素または有機溶剤《ようざい》で抽出《ちゅうしゅつ》してえられたもの、あるいは水蒸気蒸留《じょうりゅう》によってえられたものです。正式名は、香辛料抽出物です。

いずれも食品として利用されている香辛料から抽出されたものなので、安全性に問題はないでしょう。ただし、「香辛料抽出物」よりも、「香辛料」と表示されることが多いので、本来の香辛料と見分けがつかないのが、多少納得のいかないところです。

### 酵素《こうそ》　天然

酵素とは、特定の働きをもつタンパク質のことです。カビや細菌《さいきん》の培養《ばいよう》液から抽出したものがほとんどで、天然のものだけです。加水分解、酸化、合成などの働きをもつ酵素が使われています。

添加物としての酵素は一括名（用途をあらわす総称）です。実際に添加物として使われる物質は、α－アミラーゼやリパーゼなど全部で70品目ほどありますが、一括名の扱いとなるので、どれをいくつ使っても、「酵素」という表示しかなされません。安全性については、まだ確認が十分におこなわれていない状態です。

### 光沢剤《こうたく》　天然

光沢を出したり、保湿や被膜《ひまく》を作るために使われます。果汁《かじゅう》グミの表面によく使われています。

光沢剤は添加物の一括名（用途をあらわす総称）です。実際に添加物として使われる物質は、天然のものだけで、次のとおりです。

ウルシロウ／カルナウバロウ／カンデリラロウ／コメヌカロウ／サトウキビロウ／シェラック／シェラックロウ／パラフィンワックス／マイクロクリスタリンワックス／ミツロウ／モクロウ／モンタンロウ／ラノリン

名前からわかるようにほとんどが「ロウ」です。ロウとは、植物や動物からとれる油状の物質で、ろうそくの原料などに使われています。テカリを出すことができるため、グミなどの表面に塗《ぬ》られているのです。

もっとも問題があるのは、モンタンロウです。これは、褐炭《かったん》などから抽出されたものですが、0・56％、1・67％、5％をふくむえさをラットに90日間食べさせた実験では、赤血球が減って、白血球が2倍にふえました。また、肝臓では炎症《えんしょう》がおこり、細胞が死んでしまい、強い障害をもたらしました。肺でも、病変が見られました。

ウルシロウは、ウルシの実から抽出したものなので、ウルシにアレルギーがある人は、注意が必要です。

しかし、どれがいくつ使われても、一括名の「光沢剤」としか表示されないので、消費者は何が使われているのかわかりません。

## 香料《こうりょう》 合成

いちごやパイナップルの香りなど、特定の香りをつけるために添加されます。ガム、アイスクリーム、グミ、清涼飲料水、乳酸菌飲料、果汁飲料、シリアル、あめ・キャンディ、フルーツヨーグルトなど実に数多くの食品に使われています。使いすぎという感が否《いな》めません。

香料は添加物の一括名（用途をあらわす総称）です。実際に添加物として使われる物質は、バニリンや酢酸《さくさん》エチルなど100品目以上あって、危険性のあるものもあります。しかし、添加量が0・01％以下と少ないことから問題にされることが少なく、一括名表示が認められています。

ふつう何品目も組み合わせて、独特の香りを作り出しますが、その組み合わせは企業秘密になっていて、消費者は知ることができません。

食品にはそれぞれ特有の香りがあるのですから、本来香料は必要ないものです。香料を使うということは、本来の香りに自信がもてないため、人工的なにおいをつけてごまかそうとしているか、強烈《きょうれつ》なにおいで消費者をひきつけようとしているということでしょう。メーカーには、安易に香料を使うのはやめてもらいたいし、消費者にも、おかしなにおいのついた食品は買わないようにしてほしいと思います。

## コチニール色素 着色料、天然、LD50 5000㎎以上／kg

サプリ飲料、ジャム、あめ・キャンディ、ゼリー、冷菓、トマト加工品などに、だいたい色または赤紫色に着色するために使われています。

南米に生息するカイガラムシ科のエンジムシを乾燥させて、お湯または温めたエチルアルコールで抽出《ちゅうしゅつ》してえたものです。カルミン酸、カルミン酸色素ともいい、そう表示されることも少なくありません。

急性毒性はきわめて弱く、ラットに体重１kgあたりコチニール色素を５g強制的に口からあたえましたが、死亡したものはありませんでした。ラットの状態や臓器にも異常は見られませんでした。

しかし、コチニール色素を３％ふくむえさをラットに13週間食べさせた実験では、中性脂《し》肪《ぼう》やコレステロールがふえました。

このほか、細菌の遺伝子を突然変異させることがわかっています。こうした突然変異と発ガン性とのあいだには関係があります。

## 糊料《こりょう》　合成・天然

食品に粘《ねば》りやトロミをつけるために使われます。糊料は用途名で、使う目的によっては、増粘《ぞうねん》剤、安定剤、ゲル化剤と表示が異なる場合もあります。とくに粘りやトロミをつける場合には「増粘剤」、食品をゲル状にする目的で使われた場合には「ゲル化剤」、粘りを強くして食品成分を均一にし、安定させる目的の場合には「安定剤」と表示されます。

糊料の合成の添加物は、13品目あります。一般に糊料は、合成の添加物に表示される用途名で、天然の添加物には、増粘安定剤という用途名が表示されます（ただし、糊料と表示されるケースもある)。増粘安定剤の場合も、使う目的によっては「増粘剤」「ゲル化剤」と表示されることもあります。

天然のものは、約50品目あり、ほとんどが増粘多糖類(増粘多糖類を参照)という多糖類で、用途名(増粘安定剤、増粘剤、ゲル化剤)なしの「増粘多糖類」という略称で表示されることが多くなっています。これは、「増粘」という言葉によって増粘剤であることがわかるからです。

## 【さ行】

### ○酢酸《さくさん》Na(ナトリウム)　酸味料・pH調整剤・調味料、合成

酢酸にNaを結合させたものが、酢酸Naです。酸味料、またはpH調整剤として、味つけや保存性を高めるために使われます。いろいろな食品に使われますが、最近、コンビニ弁当の具材によく使われています。

酢酸にナトリウムが結合しただけなので、安全性に問題はありません。ただ、ナトリウムをとることになるのを、頭に入れておいてください。

### ✸サッカリン　甘味料、合成

サッカリンは、チューインガムにしか使うことができませんが、実際には使われていない

ようです。毒性は、次のサッカリンNa（ナトリウム）とほぼ同じと考えられています。

## ✹サッカリンNa（ナトリウム）　甘味料、合成

「サッカリンには発ガン性がある」という話を聞いたことがありませんか？　１９７３年に、アメリカからサッカリンNaに発ガン性があるという情報が入ってきました。５％をふくむえさをラットに2年間食べさせた実験で、子宮や膀胱《ぼうこう》にガンが発生したのです。そこで、日本の厚生省は、いったん使用を禁止しました。

ところが、その実験に使われたサッカリンNaには不純物がふくまれていて、それがガンを発生させたという説が有力になりました。そのため、同省は使用禁止を解除して、再び使えるようになったのです。

その後、１９８０年にカナダで発表された実験では、サッカリンNaを５％ふくむえさをラットに2世代にわたって食べさせたところ、2代目のオス45匹中8匹に膀胱ガンが見られました。しかし、厚生省は使用を禁止せず、いまも使われています。

ダイエット甘味料には、サッカリンNaを使った製品があります。「デパ地下」などで売られているにぎり寿司にも使われることがあります。なお、ふつう「サッカリン」といえば、サッカリンNaのことです。サッカリンは水に溶《と》けにくいため、ほとんど使われていません。

## 酸化防止剤　合成

食品が酸化して味や色、香りが悪くなるのを防ぎます。安全性の高いビタミンCとEが使

われることが多い。個々の添加物によって、毒性は異なります。酸化防止剤は、添加物の用途名であり、使用添加物は具体的な物質名が表示されます。

## 酸味料　合成・天然

その名のとおり、食品に「酸味」をもたせるために添加されるのが、酸味料です。ただし、酸味をつけるほかに、保存性を高める、酸化を防止する、pHを調整するなどの目的でも使われています。クエン酸、乳酸、リンゴ酸、氷酢酸《ひょうさくさん》などがよく使われていますが、一括名の「酸味料」としか表示されないので、何が使われているのかわからないという問題がありま す。また、何品目使われていても、「酸味料」という表示しかなされません。

酸味料の多くは、もともと食品に含まれる〝酸〟です。それを化学的に合成して、添加物として使っているのです。その意味では、毒性はそれほどないのですが、化学合成された純粋なものを一度に大量にとった場合、過敏症などをおこす心配もあるので油断はできません。また、乳酸ナトリウムのように、酸にNa（ナトリウム）を結合させたものが多いので、その点も気になるところです。日本人は、Naをふくむ食塩をとりすぎる傾向があり、高血圧などの原因になっています。こうした添加物でNaをとりつづけた場合、どういう影響が出るのか、多少不安を感じます。

合成の酸味料は、次のとおりです。

アジピン酸／クエン酸／クエン酸三ナトリウム／グルコン酸／グルコン酸カリウム／グルコン酸ナトリウム／グルコノデルタラクトン／コハク酸／コハク酸一ナトリウム／コハク酸

二ナトリウム／酢酸ナトリウム／DL-酒石酸《しゅせきさん》／L-酒石酸／DL-酒石酸ナトリウム／L-酒石酸ナトリウム／二酸化炭素／乳酸／乳酸ナトリウム／氷酢酸／フマル酸／フマル酸一ナトリウム／DL-リンゴ酸／DL-リンゴ酸ナトリウム／リン酸

このほか、酸味料には、天然のものが2品目あります。イタコン酸とフィチン酸です。イタコン酸は、コウジ菌のデンプンまたは粗糖発酵培養液《そとうはっこうばいよう》から分離したもの。フィチン酸は、米ぬかまたはトウモロコシの種から抽出したものです。

## ✹次亜塩素酸水《じあえんそさんすい》　殺菌料《さっきん》、合成

次亜塩素酸水は、これそのものが流通しているのではなく、生成装置が流通しているというものです。つまり、食品加工業者などが生成装置を使って、製造現場で次亜塩素酸水を作り、消毒や殺菌に使っているのです。

次亜塩素酸水が食品に残らないようにと、「最終食品の完成前に除去すること」という条件がついています。次の殺菌料の次亜塩素酸ナトリウムよりも、塩素臭《しゅう》が少なく、手荒れをおこしにくく、野菜などに影響をあたえにくいとされます。しかし、食品に残らないという理由で表示が免除されているので、使われていても消費者にはわかりません。

## ✹次亜塩素酸《じあえんそさん》Na（ナトリウム）　殺菌料、合成、LD50 12mg／kg

スーパーの魚売り場や食肉売り場の前に行くと、たいていプーンと薬臭《くさ》いにおいが漂《ただよ》ってきます。プールに使われる消毒薬のようなにおいです。殺菌料の次亜塩素酸Naを使って、まな板や包丁などを消毒しているからです。回転寿司でも、同じような使い方をしている店があります。

次亜塩素酸Naは、「カビキラー」（ジョンソン）や「ハイター」（花王）の主成分でもあり、強力な漂白作用と殺菌作用があります。そして、食品添加物の中では、急性毒性がもっとも強いものなのです。

次亜塩素酸Naをマウスに、体重1kgあたり12mg食べさせると、半数が死んでしまいます。ヒト推定致死量は、わずか茶さじ1杯です。まさしく毒物なのです。だから、カビや細菌をやっつけられるのです。

次亜塩素酸Naを0・25％ふくむ飲料水をラットに2週間飲ませた実験では、いちじるしく体重が減ってしまいました。消化管が傷つけられて、消化・吸収がうまくできなくなったためでしょう。ほかに、次亜塩素酸Naを使っていた洗濯業者に皮膚炎《ひふえん》が見られたという報告もあります。

こんなに毒性の強い化学物質ですから、原液をそのまま使うということはありません。水でうすめて使うわけです。それにしても、不安を感じます。

次亜塩素酸Naは、使っても食品に残らないという理由で、表示が免除されています。ですから、「次亜塩素酸Na」という表示を見た人はいないと思います。

しかし、実際には食品に残っているのです。2007年の夏、私は近くのスーパーでいかの握り寿司を買ってきて食べたのですが、薬っぽい嫌な味がしました。そこで、そのスーパーに電話して聞いてみると、寿司を作った担当者が、「まな板や包丁の消毒に次亜塩素酸Na

を使っていて、それがいかに残ってしまったのでしょう。申し訳ありません」と言いました。
同じことは、東京駅構内の回転寿司店でもありました。まぐろの握り寿司を食べた際に、同じ薬臭い味がしたのです。

寿司ネタそのものに入っている場合もあります。新宿区内の高級回転寿司店で、あわびの握りを食べたとき、やはりこの嫌な味がしました。おそらく外国産のあわび（本当はあわびでなく、それに似たロコ貝であったかもしれません）で、長期間保存するためにあわびそのものに添加されていたのでしょう。

柿の葉寿司（押し寿司の一種）の鯛《たい》にも、この嫌な味を感じ、メーカーに問い合わせたところ、仕入れた鯛にすでに使われていることを認めました。

このほか、レストランの料理にも次亜塩素酸Naが残っている場合があります。東京都荒川区のスペイン料理店で、パエリアを食べたとき、猛烈《もうれつ》なにおいを感じました。具のムール貝やえび、いかなどに使われていたようです。家の近所のわりと高級なレストランで食べたえび料理にも、やはり残っていました。

ほかには、ラーメンの上にのっているメンマやスーパーで売られていた海藻《かいそう》セットにも、次亜塩素酸Naが残っていたことがありました。その海藻セットは、大分県のメーカーが製造していたもので、そこに電話すると、「白い海藻に使っています」と認めたのです。

次亜塩素酸Naが残留《ざんりゅう》している食品を食べた場合、胃や腸《ちょう》の粘膜《ねんまく》が刺激されます。残留している量が多いと、粘膜が荒れることも考えられます。薬臭い、やや酸《す》っぱいような味がしたときは、食べるのをやめるようにしてください。

**✸次亜硫酸《じありゅうさん》Na（ナトリウム）** 漂白剤、合成

甘納豆、かんぴょう、煮豆、乾燥果実（干しあんずなど）、えび、キャンデッドチェリー（さくらんぼの砂糖漬け）、ワイン、こんにゃく粉などに使われています。漂白および保存の目的でも添加されます。

ワインには、酸化防止剤として添加され、「亜硫酸塩《ありゅうさんえん》」と表示されています。なぜか、毒性データが見当たりません。ただ、その化学構造や性質から、毒性については、同じ漂白剤のピロ亜硫酸Naと同程度です。ピロ亜硫酸Naは、ビタミン$B_1$の欠乏を引き起こして、成長を悪くする心配があります。次亜硫酸Naにも同様な心配があるということです。

**○CMC** ↓カルボキシメチルセルロースナトリウムを参照

**○CMC‐Ca** ↓カルボキシメチルセルロースカルシウムを参照

**○CMC‐Na** ↓カルボキシメチルセルロースナトリウムを参照

**✸ジフェニル（DP）** 防カビ剤、合成、LD50 2400㎎／kg

ジフェニルは、輸入のグレープフルーツ、オレンジ、レモンなどに使われている防カビ剤です。認可されたのは、1971年で、防カビ剤の中では、もっとも古いのですが、毒性が

強いのです。

ラットに、ジフェニルを0・25％および0・5％ふくむえさを食べさせた実験で、60週ごろから血尿が出はじめて、死亡する例が多く見られました。解剖《かいぼう》してみると、腎臓《じんぞう》や膀胱《ぼうこう》に結石《けっせき》ができて、血尿をおこしていました。また、別の実験では、赤血球のヘモグロビンの値が低下して、尿細管萎縮《いしゅく》や拡張など、腎臓への悪影響が認められました。

人間の腎臓結石や膀胱結石とも、ジフェニルがなんらかの関係があるのかもしれません。

## 重曹《じゅうそう》（炭酸水素ナトリウム）

pH調整剤・膨張剤、合成、LD50　4300㎎／㎏

pH調整剤として使われるほか、膨張剤として単独で、あるいはほかの膨張剤と組み合わせて使われます。ベーキングパウダーの主成分。イヌに3〜4週間連続して口からあたえた実験では、総量が150gになると、嘔吐《おうと》や下痢《げり》をおこし、衰弱《すいじゃく》して死亡しました。

胃腸薬としても使われていて、ふつう1日に3〜5g内服します。ただし、潰瘍《かいよう》がある場合は、胃に穴があく危険性があります。炭酸水素ナトリウムが使われたクッキーやケーキなどを食べると、口に違和感をおぼえます。

## 臭素酸《しゅうそさん》K（カリウム）

小麦粉改良剤・製造用剤、合成

パンの原料となる小麦粉に添加されることがあります。しかし、臭素酸Kには発ガン性があるのです。

ラットに、臭素酸Kを0・025％および0・05％ふくむ飲料水を110週間飲ませた実験で、腎臓《じんぞう》の細胞に腫瘍《しゅよう》が、さらに腹膜中皮腫《ふくまくちゅうひしゅ》というガンが高い割合で発生しました。さらに、ガンの生成を促進する作用も確認されています。

厚生労働省は、「最終食品の完成前に分解または除去すること」という条件をつけて使用を認めていますが、本来は禁止されるべきものです。そもそもすべてのパン製品について、「分解または除去」されているか、メーカーが確認するなど不可能です。

なお、臭素酸Kをパンに使っているのは、山崎製パンだけです（加工助剤として扱われるので本来表示免除なのですが、山崎製パンと厚労省との話し合いにより、特別に臭素酸Kを使用していることを表示するようになりました）。山型食パンには臭素酸Kが残留してしまうため、使われているのは角型食パンだけです。菓子パンには使われていません。

### ○酒精《しゅせい》　一般飲食物添加物

デンプンやはちみつなどを原料にして、酵母《こうぼ》で発酵《はっこう》して得られた発酵アルコールのことです。アルコールには、殺菌力があるため、保存性を高めるために使われているのです。

発酵アルコールは、お酒として飲用されています。このように一般に飲まれたり、食べられているものを、保存性の向上など添加物の目的で使う場合、それを「一般飲食物添加物」といいます。もともと飲食されているものですから、安全性に問題はありません。なお、酒精は、「アルコール」「エチルアルコール」と表示されることもあります。

### ✸硝酸《しょうさん》K（カリウム）　発色剤、合成、LD50 3236㎎／㎏

ハムやウィンナー、ベーコン、サラミなどに、黒ずむのを防ぐために使われます。発色剤の亜硝酸《あしょうさん》Na（ナトリウム）と一緒に使われることが多いのですが、いまはあまり使われていません。

硝酸Kは、自然界にも存在しますが、けっこう毒性が強いのです。牛に1・5%をふくむ飼料を食べさせたところ、中毒をおこして死んでしまいました。硝酸Kが、牛の胃の中で毒性の強い亜硝酸Kに変化したためと考えられています。

また、硝酸塩（硝酸Kは硝酸塩の一つ）を微量ふくんだ水を乳幼児が飲んで、中毒をおこしたというケースが数多く報告されています。

## ✸硝酸《しょうさん》Na（ナトリウム） 発色剤、合成

硝酸Kと同じく、ハムやウィンナー、ベーコン、サラミなどに、黒ずむのを防ぐために使われます。発色剤の亜硝酸《あしょうさん》Naと一緒に使われることが多いのですが、いまはあまり使われていません。

硝酸Naは、自然界にある岩石にふくまれるもので、別名チリ硝石《しょうせき》といいます。純然たる鉱物です。人工的には、炭酸Naなどにうすい硝酸を加えて作られます。

人間の場合、硝酸Naを一度に1g以上とると、中毒症状をおこします。8g以上とると、死亡する人が出はじめます。

もちろん、食品に添加される量は制限されているので、こうした中毒をおこすことはまずありません。しかし、こうした毒性のある鉱物を食品に混ぜるということが、そもそも間違

っているのではないでしょうか。

### ○ショ糖エステル　乳化剤、合成

正しくは、ショ糖脂肪酸《しぼうさん》エステルといいます。アイスクリーム、パン、ケーキ、マーガリンなどに使われます。

ショ糖（砂糖）に脂肪酸（脂肪の成分）が結合したものなので、安全性に問題はありません。ただし、大量にとると、下痢《げり》をおこす可能性があります。

### ✹しらこ　→しらこたん白を参照

### ✹しらこたん白《ぱく》　保存料、天然、LD50　５０００㎎以上／kg

だんごなどのデンプン系の食品や、惣菜《そうざい》、弁当、おにぎり、生《なま》めん類などに使われています。しらこたん白は、アイナメやカラフトマス、ベニザケ、シロザケ、カツオ、ニシンなどの精巣《せいそう》（しらこ）の中の核酸およびアルカリ性タンパク質を、酸性水溶液で分解して、さらに中和《ちゅうわ》してえられたものです。「しらこ」や「プロタミン」とも表示されます。

しかし、いかに天然系といっても、細菌がふえるのを防ぐ力があるので、毒性もあります。ラットに、しらこたん白を０・６２５％、１・２５％、２・５％、５％ふくむえさを13週間食べさせた実験で、白血球の減少、肝重量の減少、肝細胞の萎縮《いしゅく》が、また血液中の酵素《こうそ》活性《かっせい》の低下が見られました。

### ✺水酸化Ca（カルシウム）　製造用剤、合成、LD50 7300mg／kg

こんにゃくを固めるために使われています。市販のほとんどのこんにゃくやしらたきに使われているようです。ウサギの目に水酸化Caを点眼した実験では、強い刺激性があり、その後ほとんど回復しませんでした。粘膜への刺激性が強いようです。

このほか、ＷＨＯが主導する国際化学物質安全性計画（ＩＰＣＳ）が作成した国際化学物質安全性カード（ＩＣＳＣ）には、経口摂取した場合、「灼熱《しゃくねつ》感、腹痛、胃ケイレン、嘔《おう》吐《と》」をおこすことがあるとなっています。

### ✺スクラロース　甘味《かんみ》料、合成、LD50 10000mg以上／kg

スクラロースは、１９９９年に認可された新しい添加物です。砂糖の６００倍の甘味があるため、ダイエット甘味料として、清涼飲料水、サプリ飲料、ドレッシング、デザートなどによく使われています。

原料となるショ糖（砂糖）の三つの水酸基《すいさんき》（-OH）を、塩素（Cl）に置き換えて作ります。ショ糖は有機化合物であり、それに塩素が結合しているので、スクラロースは有機塩素化合物ということになります。

有機塩素化合物は、自然界にはほとんど存在しません。化学的に合成されたものはいろいろあり、よく知られているのは、農薬のＤＤＴや環境ホルモン（内分泌攪乱《かくらん》化学物質）のＰＣＢ（ポリ塩化ビフェニル）、そして猛毒のダイオキシンなどです。いずれも危険なものばかりです。

もちろんスクラロースが、同じように危険というわけではありません。しかし、こうした自然界に存在しない、そしてその仲間にきわめて毒性の強いものがある化学物質を添加物として認めていいのか、はなはだ疑問です。

スクラロースの急性毒性は弱いのですが、5％をふくむえさをラットに4週間食べさせた実験では、脾臓《ひぞう》や胸腺《きょうせん》のリンパ組織に萎縮《いしゅく》が見られました。

妊娠ウサギに体重1kgあたり0・7gのスクラロースを強制的に食べさせた実験では、親ウサギが下痢をおこし、それにともなう体重減少が見られ、死亡や流産が一部で見られました。

このほかにも動物実験がいろいろおこなわれていて、それらでは「問題がない」ということで、使用が認可されてしまいました。しかし、その化学構造や前記の実験結果を見ると、人間に使って本当にだいじょうぶなのか、不安な気持ちにならざるをえません。

スクラロースはひじょうに分解されにくい化学物質で、人間の体内にとりこまれた場合、全身に回って、ホルモンや免疫《めんえき》のシステムを乱す心配があります。また、日本で使用が認可されてから10年足らずであり、今後、毒性を示す研究データが発表される可能性もあります。こうした化学物質はとらないにこしたことはありません。

## ステビア　甘味料、天然、LD50　8200㎎以上／kg（ステビオシドとして投与）

南アメリカ原産のキク科のステビアの葉から、熱水で抽出《ちゅうしゅつ》し、精製して得られた甘味成分です。おもな成分は、ステビオシドとレバウジオシド。

ステビアの葉は、不妊・避妊作用があるといわれます。ステビアの葉および茎《くき》から熱水で抽出したものを試料としてラットに18日間あたえた実験では、妊娠率が21～28％と低下し、50～60日間の回復期間のあとでも、36～48％という妊娠率でした。

ただし、これは古い実験で、その後、妊娠可能なラットに対して、その実験の20～30倍も濃度の高いステビア抽出液を、交配期間をふくむ18日間、飲料水として自由に飲ませた実験では、出産率は83・3％と高く、生まれた子どもの数も対照群と変わりありませんでした。そのため、不妊・避妊作用は否定される傾向にあります。

しかし1999年、EU（欧州連合）委員会は、ステビアが体内で代謝《たいしゃ》してできる物質（ステビオール）が、動物のオスの精巣への悪影響があり、繁殖《はんしょく》毒性が認められたという理由で、使用を承認できないという結論を出しました。

香港《ホンコン》でも使用が認められておらず、2002年3月、ステビアをふくむ日本産のインスタント食品やスナック菓子が市場から取り除かれました。シンガポールでも、ステビアをふくむ日本製の加工食品が販売禁止になりました。

## 製造用剤　合成・天然

食品を製造する際に、目的とする食品を効率よく作るために添加されます。たとえば、こんにゃくを製造する際に、固める目的で使われる水酸化Ca（カルシウム）や、タンパク質を分解してアミノ酸を作る際に使われる塩酸、溶剤《ようざい》として使われるグリセリン（脂肪《しぼう》を構成する成分）などが、これにあたります。

### ◯セルロース　増粘《ぞうねん》安定剤、一般飲食物添加物

セルロースは、植物の細胞壁《へき》を構成する成分で、ブドウ糖（グルコース）が鎖状《くさり》にたくさん結合したものです。地球上でいちばん多い炭水化物。

添加物のセルロースは、海藻《かいそう》セルロース（海藻を乾燥させ、粉砕してえられたもの）、サツマイモセルロース（サツマイモの根茎《こんけい》からえられたもの）、トウモロコシセルロース（トウモロコシの種皮からえられたもの）などです。安全性に問題はありません。

### 増粘安定剤　↓糊料を参照

### 増粘剤　↓糊料を参照

### ▒増粘多糖類《ぞうねんたとうるい》　増粘安定剤、天然

樹皮、海藻《かいそう》、豆、細菌《さいきん》、酵母《こうぼ》などから抽出された粘性《ねんせい》の多糖類を増粘多糖類といい、食品に粘りやトロミをつけたり、ゲル状に固めるために使われます。ドレッシングやしゃぶしゃぶのたれ、スープ、果実飲料、乳飲料、ソース、ゼリー、デザート食品など実に多くの食品に使われています。

増粘多糖類は、以下のとおりです。

アウレオバシジウム培養液《ばいようえき》／アグロバクテリウムスクシノグリカン／アマシードガム／アラビノガラクタン／アラビアガム／アルギン酸／アエロベラ抽出物／ウェランガム／エレミ樹脂《じゅし》／オリゴグルコサミン／カシアガム／ガティガム／カードラン／カラギーナン／カラヤガム／カロブビーンガム／キサンタンガム／キダチアロエ抽出物／キチン／キトサン／グァーガム／グァーガム酵素分解物／グルコサミン／酵母《こうぼ》細胞壁／サイリウムシードガム／サバクヨモギシードガム／ジェランガム／スクレロガム／セスバニアガム／タマリンドシードガム／タラガム／ダンマル樹脂／デキストラン／トラガントガム／トロロアオイ／納豆菌ガム／微小繊維状セルロース／ファーセレラン／フクロノリ抽出物／プルラン／ペクチン／マクロホモプシスガム／モモ樹脂／ラムザンガム／レバン

これらは、1品目が添加された場合、物質名が表示されます。

たとえば、アラビアガムが添加されれば、「増粘安定剤（アラビアガム）」と表示されます。ところが、アラビアガムやグァーガムなど2品目以上添加した場合、なぜか「増粘多糖類」という略称表示でよいのです。そのため、具体的に何が使われているのか、わかりません。まったくおかしな話なのですが、これが現実なのです。

増粘多糖類の中で、カラギーナンやトラガントガムなどいくつか問題のあるものがあります。しかし、「増粘多糖類」という表示では、それらが使われていても消費者にはわかりません。きちんとすべてを物質名で表示するような制度にあらためるべきです。

なお、これら問題点のある増粘多糖類については、個別にとりあげていますので、それぞれの項目を見てください。

**○ソルビット** ↓ソルビトールを参照

**○ソルビトール** 甘味料《かんみ》、合成、LD50 15900㎎／kg

ソルビトールは、ソルビットともいいます。甘納豆やお菓子類、ジュース、乳酸菌飲料、あん類、ソース、漬物、佃煮《つくだに》など多くの食品に使われています。

ソルビトールは、もともと植物にふくまれる甘味成分で、とくに果実や海藻などに多くふくまれています。いまは、デンプン、麦芽糖《ばくが》、ブドウ糖などから作られています。甘味度は砂糖の60％とそれほど甘くないのですが、低カロリーのため、たくさんの食品に使われているのです。

もともと果実などにふくまれる成分ですから、毒性は弱く、急性毒性はほとんどありません。ソルビトールを10％および15％という高い割合でえさに混ぜて、ラットに食べさせ、4世代にわたって調べた実験では、異常は見られませんでした。

人間にも食べさせる実験がおこなわれています。食事とともにソルビトールを1日に40g長期間とっても、異常は見られませんでした。ただし、1日に50g以上とると、腸から吸収されにくくなって、下痢をおこすことがあります。しかし、日常の食品でこれほど大量にとることはないので、問題はないでしょう。

**✸ソルビン酸** 保存料、合成、LD50 7400㎎／kg

さつま揚げ、かまぼこ、ちくわ、はんぺん、ハム、ソーセージ、漬物、いかの燻製《くんせい》、さきいか、ジャム、キャビア、あん類など多くの食品に、腐《くさ》りにくくするために使われています。とくにカビの発生を防ぐことができます。

マウスに体重1kgあたりソルビン酸0・04gを、毎日17カ月間あたえた実験では、体重のふえ方がにぶり、肝臓《かんぞう》や腎臓《じんぞう》、精巣《せいそう》が小さくなりました。人間の場合も、食品からソルビン酸をとりつづけた場合、同じような影響を受ける可能性があります。

ソルビン酸を落下生油《らっかせいゆ》または水に溶《と》かして、ラットの皮膚《ひふ》に注射した実験では、注射したところにガンが発生しました。口から食べさせた実験ではないので、「発ガン性がある」とはいえませんが、気になるデータではあります。

## ✸ソルビン酸K（カリウム）　保存料、合成、LD50　4200㎎／kg

ソルビン酸にカリウムを結合させたものが、ソルビン酸Kです。ソルビン酸よりも水に溶けやすいので、汁の多い漬物や、シロップ、ジャム、ワイン、佃煮《つくだに》、チーズ、ハム、ソーセージなど多くの食品に、腐るのを防ぐ目的で使われています。

ラットに、ソルビン酸Kを5％ふくむえさを3カ月間食べさせた実験では、体重のふえ方が悪くなりました。ラットの食欲が低下したか、消化管の働きが悪くなったためと考えられます。

ソルビン酸Kには、動物の細胞の染色体を切断したり、細菌の遺伝子の修復をさまたげる作用があります。これは、人間の細胞の遺伝子を突然変異させて、細胞をガン化させる可能性があるということです。

## 【た行】

### ✸ターメリック　→ウコン色素を参照

### ✸タール色素　着色料、合成

タール色素が化学合成されたのは、19世紀の後半です。コールタールを原料として合成されたので、この名がつけられました。コールタールは、世界で初めて発見された発ガン物質です。1910年代に、ウサギの耳にコールタールを塗《ぬ》りつづけるという実験がおこなわれ、ガンを発生させることに成功したのです。

その後、コールタールに代わって、石油製品がタール色素の原料に使われるようになりました。

タール色素は、実に多くの種類があって、食品のほかにも、化粧品、入浴剤、医薬品、消臭剤などいろいろな製品に使われています。

食品添加物として認可されているタール色素は、全部で12品目。**赤2、赤3、赤40、赤102、赤104、赤105、赤106、黄4、黄5、青1、青2、緑3**。これらは「アゾ結合」や「キサンテン結合」という独特の化学構造をもっています。

こうした化学構造をもつ化学物質は、発ガン性や催奇形性《さいきけい》（お腹の中の子どもに先天性障害をもたらす毒性）のあるものが多く、添加物として使われているタール色素もその疑いがもたれています。

タール色素は自然界に存在しない、ひじょうに分解されにくい化学物質であるため、体にとりこまれた場合でも分解されにくく、ホルモンや免疫《めんえき》などのシステムを乱す心配がありますす。ですから、できるだけとらないようにしたほうがよいのです。

## ○ダイズ多糖類　増粘安定剤、一般飲食物添加物

大豆からえられた多糖類です。トロミや粘りを出すために使われます。安全性は問題ありません。ただし、大豆アレルギーの人は、注意してください。

## ○タマリンドガム　↓タマリンドシードガムを参照

## ○タマリンドシードガム　増粘安定剤、天然、LD50 2000mg以上／kg

マメ科のタマリンドの種子から、湯またはアルカリ性水溶液で抽出してえられた「増粘多糖類」の一種です。タマリンドガムともいいます。タマリンドは中央アフリカに生える植物で、その実やさやは食用に利用されています。

急性毒性は弱いのですが、マウスに5％のタマリンドシードガムをふくむえさを78週間あたえた実験では、体重のふえ方が悪くなり、肝臓がふつうよりも重くなりました。ただし、

病理学的な変化は見られず、ガンも発生しませんでした。

**○炭酸Ca（カルシウム）** 栄養強化剤・製造用剤、合成

炭酸Caは、貝殻《かいがら》、骨、卵の殻などの成分で、石灰岩や大理石などにもふくまれます。パン、味噌、菓子類、納豆、カップ麺《めん》などに使われています。毒性はほとんどなく、安全性に問題はありません。

**○炭酸Mg（マグネシウム）** 膨張剤・製造用剤、合成

パンや菓子に膨張剤として、また豆腐に消泡剤《しょうほう》（製造用剤の使い方の一つ）として使われます。毒性はほとんどないとされており、安全性に問題はないでしょう。

## たん白《ぱく》加水分解物

これは、添加物ではなく、食品に分類されています。大豆や小麦、魚などにふくまれるタンパク質を、塩酸または酵素《こうそ》を使って分解したものです。塩酸を使った場合は、アルカリ性のもので中和《ちゅうわ》します。タンパク質を分解することで、うまみの成分であるアミノ酸や、アミノ酸がいくつかつながったもの（ペプチド）ができ、それを調味料として利用しているのです。

その安全性ですが、タンパク質を分解してできたアミノ酸がメインになっていますので、それほど問題はないといえるでしょう。ただし、塩酸を使って分解した場合、塩素化合物が

できている可能性があり、それが毒性の強いものである場合、問題となります。

しかし、そうしたものができて、分解物に混じっているかどうかは、調べてみないとわかりません。たん白加水分解物を製造するメーカーは、その点をきちんとチェックして、安全性に問題のないものを供給してほしいと思います。

## 着色料　合成・天然

食品をあざやかに着色するために使われます。合成の着色料はタール色素がほとんどです。最近は、天然着色料の使用が多くなっています。個々の添加物によって、毒性は異なります。着色料は、添加物の用途名であり、使用添加物は具体的な物質名が表示されます。

## チューインガム軟化剤　合成

その名のとおり、チューインガムをやわらかくするために添加されるもので、グリセリン、ソルビトール、プロピレングリコールの3品目だけです。

グリセリンは、脂肪《しぼう》の成分なので、問題はありません。ソルビトールも、果実などにもともとふくまれる甘味成分で、甘味料としても使われているので、問題ありません。問題なのは、プロピレングリコールです。

プロピレングリコールは、人間が合成した化学物質で、自然界にはまったく存在しません。こうした化学物質は、ふつう人間の体になじまずに悪影響をもたらすことが多いのですが、プロピレングリコールはそうした影響が少なく、添加物として認められています。いまは、生《なま》そばや生ラーメンなどの保湿剤や保存剤としてよく使われています。

しかし、気になるデータがあります。ニワトリの卵《たまご》にプロピレングリコールを0・05㎖注入したところ、ヒナに小肢症《しょうし》が発生したというのです。これをどのように評価すればよいのか？　卵への注入ですから、動物や人間が口から食べるのとは違います。

しかし、卵からヒナがかえる際に、その細胞や遺伝子に影響して、こうした先天性障害をおこしたと考えられます。したがって、安全とはいいがたいのです。

なお、チューインガム軟化剤は一括名の「軟化剤」としか表示されないので、プロピレングリコールが使われていてもわかりません。

## 調味料　合成・天然

食品に「うまみ」をつけるために添加されます。調味料は、**アミノ酸系、核酸《かくさん》系、有機酸系、無機塩**に分類されています。

もっともよく使われているのは、アミノ酸系のL‐グルタミン酸Na（ナトリウム）で、スナック菓子、漬物、惣菜《そうざい》、弁当、はんぺん・ちくわ、せんべいなど、おびただしい数の食品に使われています。

L‐グルタミン酸Naは、もともとこんぶにふくまれるうまみ成分で、化学調味料「味の素」の主成分です。1908年にこんぶから発見され、その後化学合成されるようになり、いまは発酵《はっこう》法で作られています。

核酸系の代表は、かつおぶしのうまみ成分である5′‐イノシン酸二Naやしいたけにふくまれる5′-グアニル酸二Naです。有機酸系の代表は、貝類にふくまれるコハク酸Na。無機塩は、塩化カリウムなどがよく使われています。

調味料は添加物の一括名（用途をあらわす総称）です。実際に添加物として使われる合成の物質名は、次のとおりです。

[アミノ酸系]

L-アスパラギン酸ナトリウム／DL-アラニン／L-アルギニンL-グルタミン酸塩／L-イソロイシン／グリシン／L-グルタミン酸／L-グルタミン酸カリウム／L-グルタミン酸カルシウム／L-グルタミン酸ナトリウム／L-グルタミン酸マグネシウム／L-テアニン／DL-トリプトファン／L-トリプトファン／DL-トレオニン／L-トレオニン／L-バリン／L-ヒスチジン塩酸塩／L-フェニルアラニン／DL-メチオニン／L-メチオニン／L-リシンL-アスパラギン酸塩／L-リシン塩酸塩／L-リシンL-グルタミン酸塩

[核酸系]

5′-イノシン酸二ナトリウム／5′-ウリジル酸二ナトリウム／5′-グアニル酸二ナトリウム／5′-シチジル酸二ナトリウム／5′-リボヌクレオチドカルシウム／5′-リボヌクレオチド二ナトリウム

[有機酸系]

クエン酸カルシウム／クエン酸三ナトリウム／グルコン酸カリウム／グルコン酸ナトリウム／コハク酸／コハク酸一ナトリウム／コハク酸二ナトリウム／酢酸《さくさん》ナトリウム／DL-酒《しゅ》

石酸《せきさん》水素カリウム／L‐酒石酸水素カリウム／DL‐酒石酸ナトリウム／L‐酒石酸ナトリウム／乳酸カルシウム／乳酸ナトリウム／フマル酸一ナトリウム／DL‐リンゴ酸ナトリウム

［無機塩］

塩化カリウム／リン酸三カリウム／リン酸水素二カリウム／リン酸二水素カリウム／リン酸水素二ナトリウム／リン酸二水素ナトリウム／リン酸三ナトリウム

これらの中で、たとえば、アミノ酸系のL‐グルタミン酸Naが食品に使われたとします。この場合の表示は、「調味料（アミノ酸）」となります。実際には、「調味料（アミノ酸等）」という表示が多いのですが、これは「味の素」の可能性大です。

「味の素」は、アミノ酸系のL‐グルタミン酸Naが97・5％で、残りは、核酸系の5′‐リボヌクレオチド二Naであるため、「アミノ酸等」という表現になるのです。

このほか、核酸系の5′‐イノシン酸二Naが使われていた場合は、「調味料（核酸）」、有機酸系のクエン酸Ca（カルシウム）の場合、「調味料（有機酸）」という表示になります。

もっともよく使われているL‐グルタミン酸Naですが、これまでの動物実験では、それほど毒性は見られていません。ですが、人間が一度に大量にとると、敏感な人では「中華料理店症候群」という一種の過敏症になることがあります。

これは、顔面や首、腕にかけてのしびれ感や灼熱《しゃくねつ》感、さらに動悸《どうき》やめまい、全身のだるさなどの症状があらわれるというものです。1968年にアメリカのボストン近郊の中華料理店で、L‐グルタミン酸Na入りのワンタンスープを飲んだ人たちにあらわれた症状なので、この名がついています。体がL－グルタミン酸Naをうまく処理できずにおこる一種の拒否反応と考えられます。

こうした症状があらわれるかどうかは個人差があるようで、まったくあらわれない人もいれば、強くあらわれる人もいます。ふだんから化学物質に敏感な人はあらわれやすいようなので、注意が必要です。

ほかの調味料では、「中華料理店症候群」のような症状があらわれたという報告はありませんが、化学的に合成された純度の高い添加物を一度に大量にとると、体がそれを十分に処理できずに、似たような症状があらわれる可能性はあると考えられます。

調味料は、以上の合成のもののほかに、天然のものもあります。ほとんどがアミノ酸系で、次のとおりです。

L－アスパラギン／L－アスパラギン酸／L－アラニン／L－アルギニン／塩水湖水低塩化ナトリウム液／L－グルタミン／L－シスチン／L－セリン／粗製海水塩化カリウム／タウリン／L－チロシン／L－ヒスチジン／L－ヒドロキシプロリン／L－プロリン／ベタイン／L－リシン／L－ロイシン

これらは、海水や塩水湖の塩水を濃縮させたもの、またはアミノ酸の一種なので、どれも毒性はほとんどないと考えられます。が、一部に動物実験で問題があらわれたものがあります。

L－チロシンは、動物や植物のタンパク質を分解するか、糖類を発酵させたものを分離してえますが、妊娠ラットに口からあたえた実験では、胎児《たいじ》毒性が見られました。

また、L‐リシンは、糖類を発酵させたものから分離してえますが、妊娠ラットに10％以下のL‐リシンをあたえた実験で、胎児の体重や脳重量の明らかな減少が報告されています。

## ツヤプリシン　保存料、天然、LD50　399〜504㎎／㎏

ツヤプリシンは、ヒノキ科のヒバの幹枝《かんし》または根から、アルカリ性水溶液と溶剤《ようざい》で抽出《ちゅうしゅつ》したものです。ヒノキチオールともいいます。

妊娠マウスに、オリーブ油に溶《と》かしたヒノキチオールを体重1㎏あたり0・42〜1gの割合で1回口からあたえた実験では、生まれた子に、口唇裂《こうしんれつ》、短尾、手足の減少などが見られ、催奇形性のあることが示されました。

## TBZ　防カビ剤、合成、LD50　400㎎／㎏

TBZ（チアベンダゾール）は、なんといまでも日本で農薬として使われている化学物質なのです。それが、なぜ食品添加物として認められているのでしょうか？

防カビ剤のOPPの項で、それが認可されたてんまつを書きましたが、OPPが認められた翌年の1978年に、やはりアメリカ政府の要求によって、TBZの使用が認められました。OPPと一緒に使うと、カビの発生をより防ぐことができるからです。

しかし、もともと農薬ですから、安全性には問題がありました。そこで、東京都立衛生研究所（現・東京都健康安全研究センター）が、動物を使って毒性を調べたところ、催奇形性、すなわちお腹の子どもに先天性障害をもたらすことがわかったのです。

同研究所では、妊娠マウス（ハツカネズミ）に毎日、体重1kgあたり0・7〜2・4gのTBZを口からあたえました。その結果、お腹の中の子どもに外表奇形と骨格異常（口蓋裂《こうがいれつ》、脊椎癒着《せきついゆちゃく》）が見られたのです。さらに、妊娠ラットに体重1kgあたり1gを1回だけ口からあたえたところ、子どもに手足と尾の奇形が見られたのです。これらの結果から、TBZに催奇形性があることが明らかになりました。

ところが、当時の厚生省は、OPPのときと同様にこの実験結果を受け入れようとはしませんでした。そのため、いまでも使用が認められていて、実際に輸入のかんきつ類に使われているのです。TBZは、グレープフルーツ、レモン、オレンジの果皮ばかりでなく、果肉からも見つかっています。妊娠中の女性は、TBZが使われたかんきつ類を食べてはいけません。

## ○鉄　栄養強化剤、天然

鉄はミネラルの一種で、赤血球のヘモグロビンができるのに不可欠な栄養素です。一度に大量にとらない限り、安全性に問題はないでしょう。

## ○トウガラシ色素　↓パプリカ色素を参照

## ○豆腐用凝固剤《ぎょうこ》　合成

豆腐は、大豆を煮て豆乳《とうにゅう》を搾《しぼ》り、それににがりを入れて固めて作ります。いまは、化学合成された添加物がにがりとして使われていて、それを豆腐用凝固剤といいます。塩化カルシウム、塩化マグネシウム、グルコノデルタラクトン、硫酸《りゅうさん》カルシウム、硫酸マグネシウムの5品目です。

塩化カルシウムと塩化マグネシウムは、もともと海水にふくまれる成分で、問題ありません。硫酸カルシウムも、海水や岩塩、石膏《せっこう》にもともとふくまれています。硫酸マグネシウムは、海水や鉱泉《こうせん》にふくまれます。どちらも問題ありません。

グルコノデルタラクトンは、絹ごし豆腐を作る際に使われます。これは、乳酸発酵《はっこう》の研究の際に発見されたもので、いまは化学合成されています。動物実験では、毒性データは見当たりません。ただし、分解してできるラクトンには毒性があるとの指摘があり、豆腐用凝固剤の中でこれだけは、危険度が✸（「食べてはいけない」と「食べてもいい」の間）となります。

豆腐用凝固剤は、一括名表示が認められていますが、メーカーは自主的に「塩化マグネシウム」「塩化カルシウム」などと物質名を表示しています。マグネシウムやカルシウムをとることができるので、表示したほうがプラスイメージになると考えているのでしょう。

### ✸トラガントガム　増粘安定剤、天然、$LD_{50}$ 2600〜18000㎎／kg

トラガントガムは、マメ科の植物であるトラガントの分泌《ぶんぴつ》液を乾燥してえられた「増粘多糖類」の一種です。ゼリー菓子やソース、ドレッシングなどに使われています。しかし、発ガン性の疑いを示すデータがあるのです。

トラガントガムを1・25％および5％ふくむえさを、マウスに96週間食べさせた実験で、メスの体重がやや少なくなり、前胃《ぜんい》に乳頭腫、ガンの発生が見られたのです。あたえた量が多くなるにしたがって、ガンの発生率も高くなるという用量依存性がなかったため、発ガン性は認められませんでしたが、不安を感じさせるデータです。

また、トラガントガムは重い症状をおこすアレルゲンになりうるとの報告があります。

○トレハロース　製造用剤・甘味料、天然

麦芽糖《ばくが》（マルトース）を酵素《こうそ》によって処理して、えられたものです。あるいは、酵母《こうぼ》またはある種の細菌の培養《ばいよう》液や菌体から、水またはアルコールで抽出して、酵素によって分離してえられたものです。自然の糖に近いものなので、安全性に問題はないでしょう。

## 【な行】

▩軟化剤　→チューインガム軟化剤を参照

✹二酸化硫黄《いおう》　漂白剤、合成

かんぴょう、甘納豆、煮豆、乾燥果実（干しあんずなど）、えび、キャンデッドチェリー（さくらんぼの砂糖漬け）、ワイン、こんにゃく粉などに使われています。漂白と保存の目的で添加されます。ワインに使われることも多いのですが、この場合は、「酸化防止剤（亜硫《ありゅう》酸塩《さんえん》）」と表示されています。

二酸化硫黄の気体を何というか、ご存じですか？　亜硫酸ガスです。三宅《みやけ》島が噴火して有毒ガスが島をおおい、島民がなかなか帰れませんでしたが、そのガスとは亜硫酸ガスのことです。

亜硫酸ガスは、自動車の排気ガスや工場排煙にもふくまれています。そういう毒性の強い化学物質を食品に添加していいものなのか、ひじょうに疑問を感じます。

二酸化硫黄を１００ｐｐｍ（ｐｐｍは、１００万分の１をあらわす濃度の単位）および４５０ｐｐｍふくむ赤ワインを、毎日ラットに長期にわたって飲ませた実験では、肝臓の組織呼吸に障害が見られました。

この濃度は、市販のワインにふくまれる濃度とそれほど変わりません。したがって、二酸化硫黄が添加されたワインを飲みつづけた場合、肝臓に影響が出る可能性が大きいのです。

## ✸二酸化チタン　着色料、合成

ホワイトチーズやホワイトチョコレートなどを白く着色するために使われます。チタン鉱石にいくつかの処理をして作られます。いわゆる鉱物です。クレヨンや陶磁器の釉薬《うわぐすり》にも使われています。食品に添加するものとしてふさわしいのか、ひじょうに疑問を感じます。

空気１㎥中に２５０㎎の二酸化チタン塵《じん》を、ラットに１日６時間、１週間に５日２年間吸わせた実験では、肺ガン発生率の増加が見られました。えさに混ぜたのではなく、空気とともに吸わせた実験なので、評価がむずかしいですが、本来食品に添加するものとしてふさわしくなく、こうした毒性データがある場合は、使用はやめるべきだと思います。

## 乳化剤　合成・天然

乳化剤は、水と油のように混ざりにくい2種類以上の液体を、混ざりやすくするために、パン、アイスクリーム、ケーキ、チョコレート、ドレッシング、マーガリン、チーズなど多くの食品に使われています。

また、ケーキやアイスクリームでは、泡立ちをよくする働きもあり、パンではデンプンの変質を防ぐ働きもかねそなえています。

乳化剤は、添加物の一括名（用途をあらわす総称）です。実際に合成添加物として使われる物質名は、次のとおりです。

グリセリン脂肪酸《しぼうさん》エステル／ショ糖脂肪酸エステル／ステアリン酸カルシウム／ステアロイル乳酸カルシウム／ソルビタン脂肪酸エステル／プロピレングリコール脂肪酸エステル

これらは、最後のプロピレングリコール脂肪酸エステル以外は、もともと食品にふくまれていたり、それに近いものです。したがって、毒性の強いものはありませんが、ショ糖脂肪酸エステルの場合、アイスクリームなどに使われていて、たくさんとると下痢《げり》をおこすことがあります。

また、ステアロイル乳酸カルシウムの場合、12・5％をふくむえさをラットに食べさせた実験で、脂肪肉芽腫《にくがしゅ》（炎症《えんしょう》の一種。ガンではありません）ができたという気になるデータがあります。ただし、この肉芽腫は、ふつうのえさに替えると回復したといいます。

プロピレングリコール脂肪酸エステルは、自然界には存在しないプロピレングリコールという化学物質と脂肪酸を結合させたものです。プロピレングリコールは、純然たる化学物質のわりには安全性が高いとされ、添加物に認可されていますが、ニワトリの卵に注入した実験で、ヒナに小肢症《しょうし》を発生させたという気になるデータがあります。したがって、プロピレングリコール脂肪酸エステルにも不安な面があるのです。

乳化剤は、一括名表示が認められていますので、前の6物質のどれをいくつ使っても「乳化剤」としか表示されず、消費者には何が使われているのかわからないという問題があります。

そのほか、乳化剤には天然添加物のレシチンやステロールなど数品目ありますが、毒性はあまり強くありません。

通常の食品に使われる乳化剤は、以上のものなのですが、プロセスチーズ、チーズフード、プロセスチーズ加工品については、次の合成添加物も乳化剤として使うことができます。

クエン酸カルシウム／クエン酸三ナトリウム／グルコン酸カリウム／グルコン酸ナトリウム／ピロリン酸四カリウム／ピロリン酸二水素カルシウム／ピロリン酸二水素二ナトリウム／ピロリン酸四ナトリウム／ポリリン酸ナトリウム／ポリリン酸カリウム／メタリン酸カリウム／メタリン酸ナトリウム／リン酸三カリウム／リン酸三カルシウム／リン酸水素二アンモニウム／リン酸二水素アンモニウム／リン酸水素二カリウム／リン酸二水素カリウム／リン酸一水素カルシウム／リン酸二水素カルシウム／リン酸水素二ナトリウム／リン酸二水素

ナトリウム／リン酸三ナトリウム

リン酸にナトリウムやカリウムなどが結合したものが多いですが、リン酸をたくさんとると、カルシウムの吸収が悪くなって、骨がもろくなる心配があります。また、ポリリン酸ナトリウムの場合、ラットに6カ月間あたえた実験で、腎臓結石《じんぞうけっせき》が見られました。メタリン酸ナトリウムをラットに1カ月間あたえた実験では、尿細管に炎症が見られました。

しかしプロセスチーズなどに、どれがいくつ使われても、「乳化剤」という一括名しか表示されないので、消費者には何が使われているのかわからず、問題です。

## ○乳酸　酸味料・pH調整剤、合成、LD50 3730㎎／kg

清涼飲料水、日本酒、ドロップ、ゼリー、アイスクリームなどに使われています。デンプンを糖化し、そこに乳酸菌を加えて発酵《はっこう》させ、分離してえます。また、化学的な合成法でも作られています。

ラットに、1日に体重1kgあたり1・5gの乳酸を3カ月間あたえた実験では、体重がいちじるしく減って、赤血球とヘモグロビンが減りました。乳酸は、酸の一種なので、大量にあたえられたことによって、消化管が刺激されて、その影響で体重が減ったと考えられます。

ただし、すでに私たちは、ヨーグルトなどで乳酸をたくさんとっているので、安全性にそれほど問題はないと考えられます。ただ、一度にとりすぎると、胃が刺激されるなどの問題がおこるかもしれません。

### ○乳酸Ca（カルシウム）　栄養強化剤・調味料、合成

乳酸Caは、乳酸にCa（カルシウム）を結合させたものです。カルシウム強化の目的で添加されます。また、調味料として使われたり、フルーツ缶の果実の身くずれを防ぐ目的でも使われます。動物実験では、毒性はほとんど見られません。

## 【は行】

### 発色剤　合成

食肉や魚卵などが黒ずんだり、腐敗《ふはい》するのを防ぎます。いずれも毒性は強い。発色剤は、添加物の用途名であり、使用添加物は具体的な物質名が表示されます。

### ○パプリカ色素　着色料、天然

とうがらしの実から、加熱した油またはエチルアルコールまたは溶剤で抽出してえられた赤い色素です。辛味《からみ》成分を取り除くこともあります。もともと食品として利用されているとうがらしから抽出された成分なので、安全性に問題はないでしょう。トウガラシ色素、カロチノイド色素（動植物にふくまれる黄・だいだい・赤・紫色を示す色素の総称）ともいいます。

## ✹パラベン　保存料、合成、LD50 950mg／kg（ブチルパラベンとして投与）

パラベンの正式名は、パラオキシ安息香酸類《あんそくこうさん》です。醤油《しょうゆ》、果実ソース、清涼飲料水、シロップ、果実・果菜の表皮などに使われます。

添加物として認められているパラベンは、5品目あります。イソブチルパラベン、イソプロピルパラベン、エチルパラベン、ブチルパラベン、プロピルパラベンです。

それほど動物実験がおこなわれていないようで、データがあまり見当たりません。イソプロピルパラベンは、2・5％および5％をふくむえさをラットに13週間食べさせた実験で、肝臓が障害をうけたときにふえるγ《ガンマ》－GTPがふえました。

エチルパラベンは、2％をふくむえさをラットに食べさせた実験で、最初の2カ月間は成長が悪くなりました。ブチルパラベンの場合、8％をふくむえさをラットに食べさせた実験で、オスはすべてが死亡し、メスも多くが死亡しました。

## ✹BHA　酸化防止剤、合成、LD50 1100mg／kg

食品は空気と接すると、その中の酸素によって酸化して、味やにおいが変わったり、変色してしまいます。それを防ぐのが、酸化防止剤です。酸化防止剤はいくつかありますが、BHA（ブチルヒドロキシアニソール）はもっとも危険なものです。なぜなら、発ガン性があるからです。

BHAに発ガン性があることがわかったのは、20年以上も前のことです。名古屋市立大学の研究グループが、ＢＨＡを０・５％および２％ふくむえさをラットにあたえて、２年間育てました。その結果、２％群で前胃《ぜんい》にガンが発生したのです。

　そこで、当時の厚生省は、ＢＨＡの使用を禁止することにしました。ところが、思いもよらぬところから、クレームがきました。アメリカやヨーロッパの国々です。それらの国々では、いろいろな食品にＢＨＡが使われていました。そのため、日本で使用が禁止されると、国内の人々に不安と動揺が広がるというのが、クレームの理由でした。

　本来なら、こうしたクレームを払いのけ、実験結果に基づいて使用を禁止すべきなのですが、外圧に弱い日本政府ですから、それをあっさりと受け入れて、禁止の方針を変えてしまいました。しかし、発ガン性のあることがわかった以上、そのまま以前と同じように使用を認めるというわけにもいきません。そこで、ある〝妙案〟が考え出されました。

　すなわち、添加できる食品を「パーム原料油」と「パーム核原料油」に限定し、それらから作られた油脂《ゆし》には、「ＢＨＡを含有するものであってはならない」という条件をつけたのです。パーム油とは、ヤシ油のことです。これで、実際にはＢＨＡの使用はほとんどなくなり、その害もほとんどないということになったのです。

　ところが、どういうわけか、１９９９年４月、これらの条件が突然撤廃されてしまいました。その結果、ＢＨＡを油脂やバター、魚介乾製品や魚介冷凍《れいとう》品などの水産加工品に使えるようになり、しかもそれらの製品に「残ってもかまわない」ということになったのです。

　当時の厚生省の撤廃理由は、「人間には前胃がなく、ガンをおこすかは不明」という、それこそ意味不明なものでした。人間に前胃があろうとなかろうと、動物実験でガンを発生させることがわかったのですから、添加物としての使用を禁止するのが、国民の健康・福祉を守るはずの厚生省がなすべきことではないでしょうか。この役所は、どうも業者や外国政府の意向や利益を優先させるところのようです。

## ✸ＢＨＴ　酸化防止剤、合成、LD50 1700〜1970㎎／㎏

ＢＨＴ（ジブチルヒドロキシトルエン）は、ＢＨＡと同じように油脂やバター、魚介乾製品、魚介冷凍品などの酸化防止に使われています。動物実験で、肝臓にガンを発生させるという結果が出たのですが、別の実験では、ガンが発生しなかったということで、いまでも使用が認められています。

しかし、このほか催奇《さいき》形《けい》性（お腹の中の子どもに先天性障害をもたらす毒性）の疑いもあります。えさにＢＨＴをラードとともに０・１％混ぜて、ラットに食べさせた実験では、妊娠したメスから生まれた子どもに、無眼症が認められました。妊婦はとらないほうがよいでしょう。

なお、ＢＨＴは、リップスティックや化粧品などにも使われているので、注意してください。

## ○ビートレッド　着色料、天然

菓子類、和洋菓子、かき氷、冷菓《れいか》などを赤く着色するために使われます。ビート（サトウダイコン）から搾《しぼ》ったもの、あるいは水やエチルアルコールなどで抽出《ちゅうしゅつ》してえられたものです。「アカビート」「野菜色素」と表示されることもあります。

ラットに、体重1kgあたり5gのビートレッドを口からあたえた実験では、死ぬものはなく、解剖《かいぼう》でも異常は見られませんでした。急性毒性はほとんどないといっていいでしょう。

ラットにビートレッドのおもな色素であるベタニンをあたえたり、皮膚に注射したところ、ガンは発生しませんでした。ただし、細菌に作用させた実験では、遺伝子に弱い突然変異が見られました。

## ○ビタミンA　栄養強化剤、合成

人間にとって不可欠な栄養素であり、安全性に問題はありません。ただし、たくさんとりすぎると、ビタミンA過剰症（乳幼児に多く、吐乳《とにゅう》、下痢《げり》、ケイレンなどがおもな症状）をおこすことがあります。

## ○ビタミン$B_2$　栄養強化剤・着色料、合成

ビタミン$B_2$は、リボフラビンともいいます。もともと食品にふくまれるビタミン$B_2$を化学的に合成したものなので、安全性に問題はありません。動物実験でも、毒性はあらわれていません。

本来は栄養強化剤なのですが、あざやかな黄色をしているので、着色料としても使われています。栄養ドリンクの「オロナミンC」（大塚製薬）、「タフマン」（ヤクルト本社）などの黄色い色は、ビタミン$B_2$によるものです。

## ○ビタミンC　酸化防止剤・栄養強化剤、合成、LD50 5000mg以上／kg

レモンやいちごなどにふくまれる、いわゆるビタミンCです。L-アスコルビン酸ともいいます。ビタミンCは天然成分ですが、その化学構造がわかっていて、人工的に合成され、栄養強化剤などにも使われています。お茶飲料や清涼飲料水、ジャム、キャンディ、ハム、ウィンナーソーセージ、パン、漬物など多くの食品に使われています。簡略名は、「V・C」。

食品は空気にさらされると、酸素と結合し（酸化）、味やにおいが悪くなったり、色が変わったりします。ビタミンCには、酸化を防ぐ働きがあるので、「酸化防止剤」として使われています。

ビタミンCの急性毒性はきわめて弱く、慢性《まんせい》毒性も認められていません。大人が1日に1gを3カ月間とりつづけても、異常は見られませんでした。ただし、1日に6gという大量をとると、気分が悪くなったり、吐《は》いたり、下痢《げり》をするなどの症状が見られました。幼児では、皮膚《ひふ》に発疹《ほっしん》が見られました。しかし、ふだんの食生活でこんなに大量にとることはありえないので、心配はいらないでしょう。

ビタミンCが酸化防止剤として使われたときには、「酸化防止剤（ビタミンC）」と表示されます。しかし、ビタミンCは、栄養強化剤としても使われることがあります。この際は、表示免除とされ、これが悪用されるケースがあります。

お茶飲料には、「ビタミンC」という表示がありますが、「酸化防止剤」とは書いてありません。これは、栄養強化剤として使われていることを意味します。栄養強化剤は、企業が自主的に表示してもかまわないのです。

ところが、実際にはお茶が酸化して、風味や色が変わるのを防いでいるのです。ですから、本当は「酸化防止剤（ビタミンC）」と表示すべきなのですが、そうすると、いかにも添加物を使っているようで印象がよくありません。そこで、栄養強化の〝ふり〟をして、「ビタミンC」とだけ表示しているのです。これならかえって印象がよくなります。これと同じようケースが、ほかにもあると考えられます。

「ビタミンC」という表示がある場合、ふつうL‐アスコルビン酸が使われているのですが、ほかにL‐アスコルビン酸ステアリン酸エステル、L‐アスコルビン酸ナトリウム、L‐アスコルビン酸パルミチン酸エステルが使われていることもあります。これらも、「ビタミンC」という表示が認められているからです。

L‐アスコルビン酸ステアリン酸エステルは、油によく溶けるので、油脂やバター、チーズなどに使われます。こうした製品に「ビタミンC」という表示があったら、これの可能性大です。

L‐アスコルビン酸ステアリン酸エステルも、L‐アスコルビン酸と同様に急性毒性はほとんどありません。ラットに、体重1kgあたり3gを口からあたえましたが、悪い影響は見られませんでした。安全性に問題はないでしょう。

L‐アスコルビン酸ナトリウムは、L‐アスコルビン酸にナトリウム（Na）が結合したものです。酸味が少なく、水に溶けやすいため使いやすく、ハムやソーセージなどに使われています。

毒性は、Ｌ‐アスコルビン酸とほぼ同程度です。ナトリウムが結合しているので、一緒にそれをとることになるのが、多少気がかりです。ただし、微量なのでそれほど問題はないでしょう。

Ｌ‐アスコルビン酸パルミチン酸エステルは、Ｌ‐アスコルビン酸ステアリン酸エステルに似た物質で、同様に安全性に問題はありません。

## ○ビタミンE　酸化防止剤、合成、LD50 10000㎎以上／kg

ビタミンEは、いろいろな植物にふくまれていて、とくに小麦胚芽《はいが》に多くふくまれます。化学名は、ｄ‐α‐トコフェロール。いまは人工的に合成されていて、医薬品にも使われています。添加物として使う場合は、「酸化防止の目的以外に使用してはならない」という条件があります（一部例外あり）。つまり、栄養強化などに使ってはならないということです。簡略名は、「Ｖ・Ｅ」。

油をふくむ食品は、酸素と結合して（酸化）、変質したり、過酸化脂質《かさんかししつ》という有害物質ができることがあります。古くなった油や魚の干物《ひもの》を食べると下痢《げり》をおこすことがありますが、この過酸化脂質が原因です。

ビタミンEには、酸化を防ぐ働きがあり、しかも油に溶《と》けやすいという性質があります。そのため、インスタントラーメン、カップ麺《めん》、食用油、マーガリン、バター、スナック菓子、冷凍《れいとう》食品、にぼしなどの酸化防止に使われているのです。

ビタミンEの急性毒性はきわめて低く、ラットに長期間口からあたえても、異常は見られませんでした。

人間に1日に1gを1カ月間口からあたえても、副作用があらわれなかったという報告があります。ただし、1日に2〜4gを33日間口からあたえたところ、本来筋肉中にあるクレアチンという物質が、尿《にょう》に混じったという報告があります。この場合、ビタミンE投与を止めたところ、その状態は完全になくなり、心臓やコレステロール量、肝機能に異常は見られなかったとのこと。

毒性のほとんどないビタミンEでも、大量にとりつづけると多少問題が出てくるようですが、ふつうこれほど多くのビタミンEをとることはないので、心配しなくてもよいでしょう。

## ✹ヒノキチオール ↓ツヤプリシンを参照

### 漂白剤　合成

野菜や果物、加工食品の原料を漂白します。亜硫酸ナトリウムや二酸化硫黄《いおう》のように亜硫酸系のものと、亜塩素酸ナトリウム、過酸化水素があります。いずれも毒性が強い。漂白剤は、添加物の用途名であり、使用添加物は具体的な物質名が表示されます。

## ✹ピロ亜硫酸《ありゅうさん》K（カリウム）　漂白剤、合成

かんぴょう、甘納豆、煮豆、乾燥果実（干しあんずなど）、えび、キャンデッドチェリー（さくらんぼの砂糖漬け）、ワイン、こんにゃく粉などに使われています。漂白と保存の目的

でも添加されます。

ワインには酸化防止剤として使われ、「亜硫酸塩」と表示されます。

ピロ亜硫酸Kは、ビタミン$B_1$を欠乏させ、成長を悪くする心配があります。毒性については、次項のピロ亜硫酸Na（ナトリウム）とほぼ同じです。

## ✹ピロ亜硫酸《ありゅうさん》Na（ナトリウム）

漂白剤、合成、LD50 600〜700㎎／㎏（二酸化硫黄に換算して）

かんぴょう、甘納豆、煮豆、乾燥果実（干しあんずなど）、えび、キャンデッドチェリー（さくらんぼの砂糖漬け）、ワイン、こんにゃく粉などに使われています。漂白と保存の目的でも添加されます。

ワインには酸化防止剤として使われ、「亜硫酸塩」と表示されます。

ピロ亜硫酸Naは、ビタミン$B_1$を欠乏させて、成長を悪くする心配があります。0・6%をふくむえさで若いラットを育てた実験では、ビタミン$B_1$欠乏症をおこして成長が悪くなり、下痢も見られました。また、0・1%のえさでも、成長が悪くなり、これもビタミン$B_1$欠乏によるものと判断されました。

この実験の濃度は、かんぴょうや干しあんず、ワインなどに添加される場合とそれほど変わりません。したがって、これらを食べつづければ、同じような症状があらわれる可能性があるのです。

○V・C　↓ビタミンCを参照

○V・E　↓ビタミンEを参照

**✸フクロノリ抽出物**　↓増粘多糖類を参照

**✸プロピオン酸**　保存料、合成、LD50　2600mg／kg

チーズ、パン、洋菓子に腐《ふ》敗《はい》を防ぐために使われます。国際化学物質安全性計画（IPCS）が作成した国際化学物質安全性カード（ICSC）には、人間が口から摂《せっ》取《しゅ》した場合、「胃ケイレン、灼《しゃく》熱《ねつ》感、吐《は》き気、ショックまたは虚《きょ》脱《だつ》、咽《いん》頭《とう》痛、嘔《おう》吐《と》」をおこすとあります。かなり刺激性のある物質といえます。

**✸プロピオン酸Ca（カルシウム）**　保存料、合成、LD50　5160mg／kg

チーズ、パン、洋菓子に腐敗を防ぐために使われます。毒性は、プロピオン酸と同程度と考えられます。

**✸プロピオン酸Na（ナトリウム）**　保存料、合成、LD50　4000mg以上／kg

チーズ、パン、洋菓子に腐敗を防ぐために使われます。毒性は、プロピオン酸より強いといえます。

**✹プロタミン**　↓しらこたん白を参照

## ベーキングパウダー

ベーキングパウダーは、家庭でケーキや蒸しパンなどを作るときに使われますが、実は添加物の塊《かたまり》のようなものなのです。

市販の製品は、メーカーによって内容が多少違いますが、炭酸水素ナトリウム（重曹《じゅうそう》）をメインに、ミョウバン（焼ミョウバン）、リン酸二水素カルシウム、リン酸二水素ナトリウム、L－酒石酸《しゅせきさん》水素カリウム、リン酸一水素カルシウム、さらに小麦粉デンプンまたはコーンスターチなどを混ぜ合わせたものです。

毒性の強い添加物は見当たりませんが、「まったく安全」ともいえません。人によっては、口に違和感をおぼえたり、胃が刺激されたりすることもあります。できれば、ベーキングパウダーを使わずに、卵を泡立てるなどによって、ふっくらと焼き上げたほうがよいでしょう。

**○β《ベータ》－カロチン**　着色料、合成、LD50 8000㎎以上／kg

β－カロチンは、にんじん、とうがらし、みかんなどに多くふくまれるオレンジ色の色素成分で、卵黄や血液、乳などにもふくまれています。β－カロチンがにんじんから分離されたのは、1831年と古く、のちに化学的に合成されるようになりました。

果汁飲料、清涼飲料水、アイスクリーム、菓子類、チーズ、バターなどに、オレンジ色に着色する目的で使われています。微量添加することで、あざやかな色を出すことができます。ただし、「こんぶ類、食肉、鮮魚介類（鯨肉《げいにく》を含む）、茶、のり類、豆類、野菜およびわかめ類に使用してはならない」という条件があります。鮮度や本来の色をごまかす目的で使われるのを防ぐためです。

β‐カロチンは、カロチン、カロチン色素、カロチノイド、カロチノイド色素、カロテン、カロテン色素、カロテノイド、カロテノイド色素など別名がいろいろあって、どれを表示してもよいことになっています。わかりにくいので、もっと統一してもらいたいものです。

急性毒性はきわめて弱く、慢性《まんせい》毒性も認められていません。ラットやイヌに体重1kgあたり1日に1gのβ‐カロチンを100日間口からあたえた実験では、なんら毒性が見られませんでした。

人間にβ‐カロチンを毎日60mg、3カ月間口からあたえたところ、1カ月後に血液中にカロチンの量がふえましたが、ビタミンA（β‐カロチンは体内でビタミンAに変化します）の量が変化することはなく、ビタミンA過剰症になることはありませんでした。

## pH調整剤　合成

pH調整剤は、その名のとおり、食品のpH（ペーハー）すなわち酸性度やアルカリ度を調整するものです。食品の味や食感は、pHの微妙な違いによって変わってくるので、欠かせないものになっています。

pH調整剤は、クエン酸やコハク酸など〝酸〟が多いので、酸味をつける目的でも使われています。さらに、酸味料と同様に保存性を高めるためにも使われています。いまは、この目的で使われることがとても多く、コンビニの弁当やおにぎり、サンドイッチ、惣菜《そうざい》など実に多くの食品に添加されています。

pH調整剤は添加物の一括名（用途をあらわす総称）で、実際に添加物として使われる物質は、次のとおりです。

アジピン酸／クエン酸／クエン酸三ナトリウム／グルコン酸／グルコン酸カリウム／グルコン酸ナトリウム／グルコノデルタラクトン／コハク酸／コハク酸一ナトリウム／コハク酸二ナトリウム／酢酸《さくさん》ナトリウム／DL-酒石酸《しゅせきさん》／L-酒石酸／DL-酒石酸水素カリウム／L-酒石酸水素カリウム／DL-酒石酸ナトリウム／L-酒石酸ナトリウム／炭酸カリウム（無《む》水《すい》）／炭酸水素ナトリウム／炭酸ナトリウム／二酸化炭素／乳酸／乳酸ナトリウム／氷《ひょう》酢酸《さくさん》／ピロリン酸二水素二ナトリウム／フマル酸／フマル酸一ナトリウム／DL-リンゴ酸／DL-リンゴ酸ナトリウム／リン酸／リン酸水素二カリウム／リン酸二水素カリウム／リン酸水素二ナトリウム／リン酸二水素ナトリウム

酢酸ナトリウムやクエン酸三ナトリウムなど、もともと食品にふくまれる〝酸〟に、ナトリウム（Na）を結合させたものが多くなっています。その意味では、それほど毒性はありませんが、一緒にNaをとることになるので、食塩をとりすぎている日本人には、気になるところです。

また、リン酸やリン酸水素二カリウムなど、「リン」をふくむものが多いのも、気になるところです。リンは、いろいろな食品にふくまれていて、ふだんから大量のリンをとっています。さらに添加物によってリンをとりすぎると、カルシウムの吸収が悪くなって、骨がもろくなる心配があります。最近、骨粗鬆症《こつそしょうしょう》の女性がふえていますが、リンをふくむ添加物のとりすぎが、その一因になっているのかもしれません。

しかし、どれをいくつ使っても、「pH調整剤」という一括名しか表示されないので、消費者には具体的な物質名がわからないという問題があります。

### ○ペクチン　増粘安定剤、天然、LD50　5000mg以上／kg

ジャム、ケーキ、アイスクリーム、ゼリー、チョコレート、ジュースなどにトロミをつけるために使われます。ペクチンは、サトウダイコンやりんごなどから抽出《ちゅうしゅつ》してえられたものです。

もともと食品にふくまれている成分ですから、毒性はほとんどありません。マウスの3世代にわたって、ペクチンを2%および5%ふくむえさがあたえられた実験では、死亡率、体重、食欲、繁殖力《はんしょく》に異常は見られず、病変も観察されませんでした。

ラットに、5%、10%という大量のペクチンをふくむえさを90日間食べさせた実験では、一般状態、行動、生存率に悪影響は見られませんでした。ただし、成長率がわずかに低下しました。

ほかに、ペクチンを10%ふくむえさをラットに2年間あたえた実験では、体重が少なくなり、精巣重量が大きくなりました。ペクチンは栄養になりにくいため、毎日たくさんとりつづけると、体重が減ってしまうようです。

○**ヘスペリジン**　栄養強化剤、天然

かんきつ類の果皮や果汁、種から抽出してえられたものです。安全性に問題はないでしょう。

○**ベニコウジ（紅麴）色素**　着色料、天然、LD50　5000mg以上／kg

赤飯、あん類、水産練《ね》り製品、畜産加工品、魚肉、漬物などに、黄色または赤く着色するために使われています。

ベニコウジカビから、エチルアルコールまたはプロピレングリコールで抽出してえられたものです。黄《き》色素と赤《あか》色素があります。別名、モナスカス色素。「紅麴」と表示されることも多い。

急性毒性はないといっていいでしょう。動物実験がいくつかおこなわれていますが、毒性を示す結果は見当たりません。

**ベニバナ色素**　着色料、天然、LD50　5000mg以上／kg

ヨーグルト、乳酸菌飲料、ガム、菓子類、麵《めん》類などに使われています。キク科紅花の花から抽出された色素です。黄色素と赤色素があります。

ベニバナ黄色素を、ラットに体重1kgあたり5gを強制的に口からあたえた実験では、死

亡例はなく、一般状態や解剖《かいぼう》でも異常は見られませんでした。急性毒性はほとんどないといっていいでしょう。ただし、ベニバナ黄色素は、細菌の遺伝子を突然変異させる作用があります。ベニバナ赤色素も同様です。

人間の細胞の遺伝子が突然変異をおこして、本来の働きを失って、異常にふえたものが、ガン細胞です。その意味では、これらの色素が細胞のガン化をおこす可能性がないとはいえませんが、実際に食品と一緒に食べた際にどういう影響をおよぼすかはわかっていません。

## 防カビ剤　合成

かんきつ類やバナナにカビが生えたり、腐ったりするのを防ぎます。いずれも毒性が強い。防カビ剤は、添加物の用途名であり、使用添加物は具体的な物質名が表示されます。

## 膨張剤《ぼうちょうざい》　合成

カステラやホットケーキ、菓子パン、クッキー・ビスケットなどをふっくらさせるために使われています。それらを作る生地《きじ》に膨張剤を添加し、焼き上げるとガスが発生してふくれ、食感をよくします。

いちばんよく使われているのは、炭酸水素ナトリウム、すなわち重曹《じゅうそう》です。重曹は、ふくらし粉としてスーパーなどでも売られています。ベーキングパウダーは、炭酸水素ナトリウムをメインに、数品目の膨張剤を組み合わせたものです（ベーキングパウダーの項目を参照）。

膨張剤は添加物の一括名（用途をあらわす総称）で、実際に添加物として使われる物質名は、次のとおりです。

アジピン酸／L－アスコルビン酸／塩化アンモニウム／クエン酸／クエン酸カルシウム／グルコノデルタラクトン／DL－酒石酸《しゅせきさん》／L－酒石酸／DL－酒石酸水素カリウム／L－酒石酸水素カリウム／炭酸アンモニウム／炭酸カリウム（無水《むすい》）／炭酸カルシウム／炭酸水素アンモニウム／炭酸水素ナトリウム／炭酸ナトリウム／炭酸マグネシウム／乳酸／乳酸カルシウム／ピロリン酸四カリウム／ピロリン酸二水素カルシウム／ピロリン酸二水素二ナトリウム／ピロリン酸四ナトリウム／フマル酸／フマル酸一ナトリウム／ポリリン酸カリウム／ポリリン酸ナトリウム／メタリン酸カリウム／メタリン酸ナトリウム／硫酸カルシウム／硫酸アルミニウムアンモニウム／硫酸アルミニウムカリウム／DL－リンゴ酸／DL－リンゴ酸ナトリウム／リン酸三カルシウム／リン酸水素二カリウム／リン酸二水素カリウム／リン酸一水素カルシウム／リン酸二水素カルシウム／リン酸水素二ナトリウム／リン酸二水素ナトリウム

かなりの数にのぼります。クエン酸や酒石酸など〝酸〟が多く、またリン酸をふくむものがひじょうに多くなっています。リン酸をたくさんとると、カルシウムの吸収が悪くなり、骨がもろくなる心配があります。

３番目の塩化アンモニウムは毒性が強く、ウサギに2gを口からあたえた実験で、10分後に死んでしまいました。これは、イーストフードとしても使われています。

炭酸ナトリウムは、人間が大量に飲むと、胃や腸の粘膜《ねんまく》に傷がつくことがわかっています。少量でも、胃や腸への刺激が心配されます。

ポリリン酸ナトリウムの場合、3%をふくむえさをラットに24週間食べさせた実験で、腎《じん》臓《ぞう》結石ができました。また、メタリン酸ナトリウムの場合、10%をふくむえさをラットに1カ月間食べさせた実験で、発育が悪くなり、腎臓の重さがふえて、尿細管《にょう》に炎症《えんしょう》が見られました。

しかし、どれをいくつ添加しても、「膨張剤」という一括名しか表示されないため、消費者には何が使われているのかわからないのです。

## 保存料　合成・天然

細菌やカビなどの微生物が繁殖《はんしょく》するのを抑えて、食品が腐るのを防ぎます。保存料は、添加物の用途名であり、使用添加物は具体的な物質名が表示されます。

### ✹ポリリジン　保存料、天然、LD50　5000mg以上/kg

デンプンを原材料にした食品などに、腐敗《ふはい》を防ぐ目的でよく使われている天然保存料です。正式名は、ε《イプシロン》-ポリリシン。

ポリリジンは、放線菌《ほうせんきん》という細菌の培養《ばいよう》液から、分離してえられたものです。

ラットに、ポリリジンを5%ふくむえさを3カ月間食べさせた実験では、食欲がおとろえて体重のふえ方が悪くなりました。血糖値や血中リン脂質《ししつ》が減り、肝臓や甲状腺《こうじょうせん》の重量も減少し、さらに白血球の数も減っていました。また、2%をふくむえさを別のラットに食べさせた実験でも、体重のふえ方が悪くなりました。

動物にとっては、好ましい物質ではないようです。人間にとってもおそらく同様でしょう。

## 【ま行】

### ✹緑《みどり》3（緑色《りょくしょく》3号） 着色料、合成、LD50 2000㎎以上／kg

ときどきレストランなどで、緑色をしたメロンソーダをおいしそうに飲んでいる子どもを見かけますが、「だいじょうぶだろうか？」という不安な気持ちになります。おそらく緑3が使われているからです。もし緑3でなかったら、黄4と青1を混ぜ合わせたものでしょう。緑3は、急性毒性は弱いのですが、発ガン性の疑いがもたれています。動物に注射した実験で、高い割合でガンが発生しているからです。

緑3を2％および3％ふくむ液1mℓをラットに1週間に1回、94～99週間注射した実験で、76％に注射したところにガンが発生しました。このほかにも同じような実験がおこなわれていて、その場合も筋肉や腹膜《ふくまく》、肋骨《ろっこつ》にガンが発生して、肺に転移するケースもありました。かなり悪性のガンということです。

この実験は、注射によるものですから、添加物の毒性としてそのまま受け入れるというわけにはいきません。しかし、だからといって、「気にしなくていい」というわけにもいきません。結局、「疑《うたが》わしきは、使わず」という態度でのぞむしかなさそうです。

**ミョウバン** 膨張剤、合成、LD50 5000～10000㎎/kg

生《なま》わさび・生からし、生うになどに使われています。正式名を、硫酸《りゅうさん》アルミニウムカリウムといいます。生うにには、保存性を高めるために使われています。なす漬けや煮物類の色が変わるのを防ぐ目的でも使われます。

人間がミョウバンを大量にとると、嘔吐《おうと》や下痢、さらに消化管の炎症をおこします。生わさびや生うになどに添加されている量で、どのような影響が出るのかはよくわかりませんが、できれば使ってほしくない添加物です。

**○メチルセルロース** 糊料《こりょう》、合成

アイスクリーム、ドレッシング、パン、マヨネーズ、みかんの缶詰などに使われます。パルプを水酸化ナトリウム溶液などで処理して、メチルセルロースを合成します。体内で消化されずに数倍の水分をとりこむので、アメリカでは、ダイエットのためのクラッカーやウエハースなどに使われています。

毒性はほとんどないようです。イヌに1日あたり2～100gのメチルセルロースを1カ月間あたえましたが、副作用は認められませんでした。人間に6gのメチルセルロースを240日間あたえましたが、副作用は見られませんでした。

**○モナスカス色素** →ベニコウジ（紅麹）色素を参照

## 【や・ら行】

○**野菜色素**　↓ビートレッドを参照

**ラッカイン酸**　↓ラック色素を参照

**ラック色素**　着色料、天然

清涼飲料水、ゼリー、キャンディなどを赤く着色するために使われています。東南アジアに生息するカイガラムシ科のラックカイガラムシが分泌《ぶんぴつ》する樹脂《じゅし》状物質から、水で抽出してえられたものです。ラッカイン酸ともいいます。ラットに、ラック色素を混ぜたえさを食べさせた実験で、耳下腺《じかせん》の肥大と腎臓障害が見られました。

○**5′-リボヌクレオチドニNa（ナトリウム）**　調味料、合成、LD50 10000mg以上／kg

5′-リボヌクレオタイドナトリウムと表示されることもあります。調味料の5′-イノシン酸二ナトリウム（かつおぶしのうまみ成分）と5′-グアニル酸二ナトリウム（しいたけのうまみ成分）の混合物です。その由来《ゆらい》から、安全性に問題はないでしょう。

ただし、ナトリウムをとることになるので、その点を頭に入れておくべきでしょう。

### ✸硫酸第一鉄《りゅうさんだいいちてつ》　発色剤、合成、LD50　319㎎／kg

黒豆、おたふく豆、漬物、野菜、果実などに、色が変わるのを防ぐために使われます。しかし、急性毒性が強く、ヒト推定致死量は、20～30gです。

ウサギに体重1kgあたり0・75～1gを口からあたえた実験では、中毒症状をおこし、肝臓に激しい出血が見られました。人間の場合も、たくさんとって死亡したケースがあり、激しい腸への刺激、虚脱《きょだつ》、チアノーゼ（皮膚や粘膜《ねんまく》が青くなること）が見られました。

### ○硫酸Mg（マグネシウム）　↓豆腐用凝固剤を参照

### ○リン酸一水素Ca（カルシウム）　↓ガムベースを参照

### ✸リン酸塩　結着剤《けっちゃくざい》・製造用剤、合成

リン酸塩は、ハムやウィンナーソーセージを製造する際に、肉のくっつき度を高めるための結着剤としてよく使われます。

リン酸塩の場合、「リン酸塩（Na）」、「リン酸塩（Na、K）」、「リン酸塩（K）」という簡略名の表示がよくありますが、それらは次のような内容を意味しています。

リン酸塩（Na）＝ピロリン酸四ナトリウムとポリリン酸ナトリウム
リン酸塩（Na、K）＝ピロリン酸四ナトリウムとメタリン酸カリウム
リン酸塩（K）＝ポリリン酸カリウムとメタリン酸カリウム

これらのリン酸ナトリウムやリン酸カリウムをラットにあたえた実験では、腎臓《じんぞう》に障害が見られたり、尿《にょう》細管に炎症《えんしょう》が見られたりしています。

リン酸をたくさんとると、カルシウムの吸収が悪くなり、骨がもろくなる心配があります。

リン酸は、数多くの食品に添加されているので、注意が必要です。

## ○レシチン　乳化剤、天然

卵黄、またはアブラナや大豆の種子からえられた油脂から、分離してえられたものです。

その由来から、安全性に問題はないでしょう。


本書に出てくる実験データは、おもに次の文献にもとづいています。

『第7版　食品添加物公定書解説書』（谷村顕雄ほか監修、廣川書店刊）、『食品添加物の実際知識　第3版および第4版』（谷村顕雄著、東洋経済新報社刊）、『既存天然添加物の安全性評価に関する調査研究――平成8年度厚生科学研究報告書（厚生省食品化学課監修）、『天然添加物の安全性に関する文献調査』（東京都生活文化局消費生活部作成）

# V

# 食品添加物の基礎の基礎知識

## 食品添加物は「食品」ではない

食品は、本来、食べ物（食品原料）から作られるべきものです。ところが、食品原料だけでは、製造・加工がしにくかったり、保存性や色が悪いなど、業者にとっては都合のよくない面が多々あります。そこで使われるようになったのが「食品添加物」です。

食品添加物は、「食品の製造の過程において又は食品の加工若《も》しくは保存の目的で、食品に添加、混和、浸潤《しんじゅん》その他の方法によつて使用する物」（食品衛生法第4条）と定義されています。つまり、食品と明確に区別されているのです。結局、「食品添加物は『食品』ではない」のです。

## 合成か天然か

厚生労働省が定めた食品添加物は、2008年6月現在、794品目あります（天然香料をのぞく）。これ以外の食品添加物を勝手に使うことはできません。ただし、天然香料は規制外となり、使うことができます。

これら794品目の添加物は①合成添加物、②天然添加物の二つに大別されます（法律上は合成と天然の区別はありません）。

①**合成添加物（指定添加物）**――石油製品などを原料として化学合成されたもの。防カビ剤のOPPなど「自然界には存在しない合成化学物質」と、ビタミンCなど「自然界に存在する成分をまねて人工的に合成した化学物質」に分かれます。厚生労働大臣が安全と判断し

たものを公表して、使用を認めた添加物を「指定添加物」といいます。現在、実質的には指定添加物＝合成添加物です。３７６品目。

②**天然添加物（既存添加物）**——天然に存在する植物、海藻《かいそう》、昆虫、細菌、鉱物などから特定の成分を抽出《ちゅうしゅつ》したもの。長年使用されてきた天然添加物を「既存添加物」といいます。４１８品目。

ほかに、**一般飲食物添加物**があります。これは、ふだん私たちが食べている食品を添加物と同じような目的で使ったり、あるいは食品から特定の成分を抽出して添加物として使うもので、約70品目リストアップされています。①と②の場合、厚生労働省が認可したもの以外は使用できませんが、一般飲食物添加物の場合、リストアップされていないものでも使用することができます。その意味では、実質的には添加物というより、食品に近いものです。

## どんな危険があるのか

合成添加物のうち、とくに「自然界には存在しない合成化学物質」は、自然界に存在しないものであるがゆえに、人間の体にとりこまれた場合、分解されにくく、体内に蓄積されるものもあります。細胞や遺伝子に影響し、発ガン性や催奇形《さいきけい》性（お腹《なか》の赤ちゃんに先天性障害をもたらす毒性）、慢性毒性などの毒性をもつものが多いのです。環境ホルモン（内分泌《ないぶんぴつ》攪乱《かくらん》化学物質）の疑いのあるものもあります。

天然添加物の場合、一見、安全であるように思われますが、食経験のない植物や海藻、細菌などから抽出した物質が多いので、安全とはいえません。実際、アカネ色素（セイヨウアカネの根から抽出された色素）は、動物実験で発ガン性のあることがわかり、使用禁止となりました。

一般飲食物添加物は、もともと食品として利用されているものを添加物として使うものなので、安全性にまず問題はないでしょう。

## 「用途名つき物質名」は要注意

食品添加物は、原則として物質名の表示が義務づけられています。その中で、用途名もあわせて表示しなければならないものがあります。これらは、全般的に毒性の高いものが多くなっています。

ハムやウィンナーソーセージには、「発色剤（亜硝酸《あしょうさん》Na）」「酸化防止剤（ビタミンC）」といった表示があります。ここでは、発色剤と酸化防止剤は「用途名」、亜硝酸Na（ナトリウム）とビタミンCは「物質名」です。

数ある添加物の中で、この用途名と物質名が表示されるものは、残念ながら限られています。それは、次の用途に使われている添加物です。

**保存料、防カビ剤、発色剤、着色料、甘味料、漂白剤、酸化防止剤、糊料《こりよう》（増粘《ぞうねん》剤、ゲル化剤、安定剤）**

たとえば、福神漬けに着色料の赤色102号と保存料のソルビン酸K（カリウム）が使われていたとします。その場合、「着色料（赤102）、保存料（ソルビン酸K）」という表示になります。オレンジに防カビ剤のOPPとTBZが使われていたら、「防カビ剤（OPP、

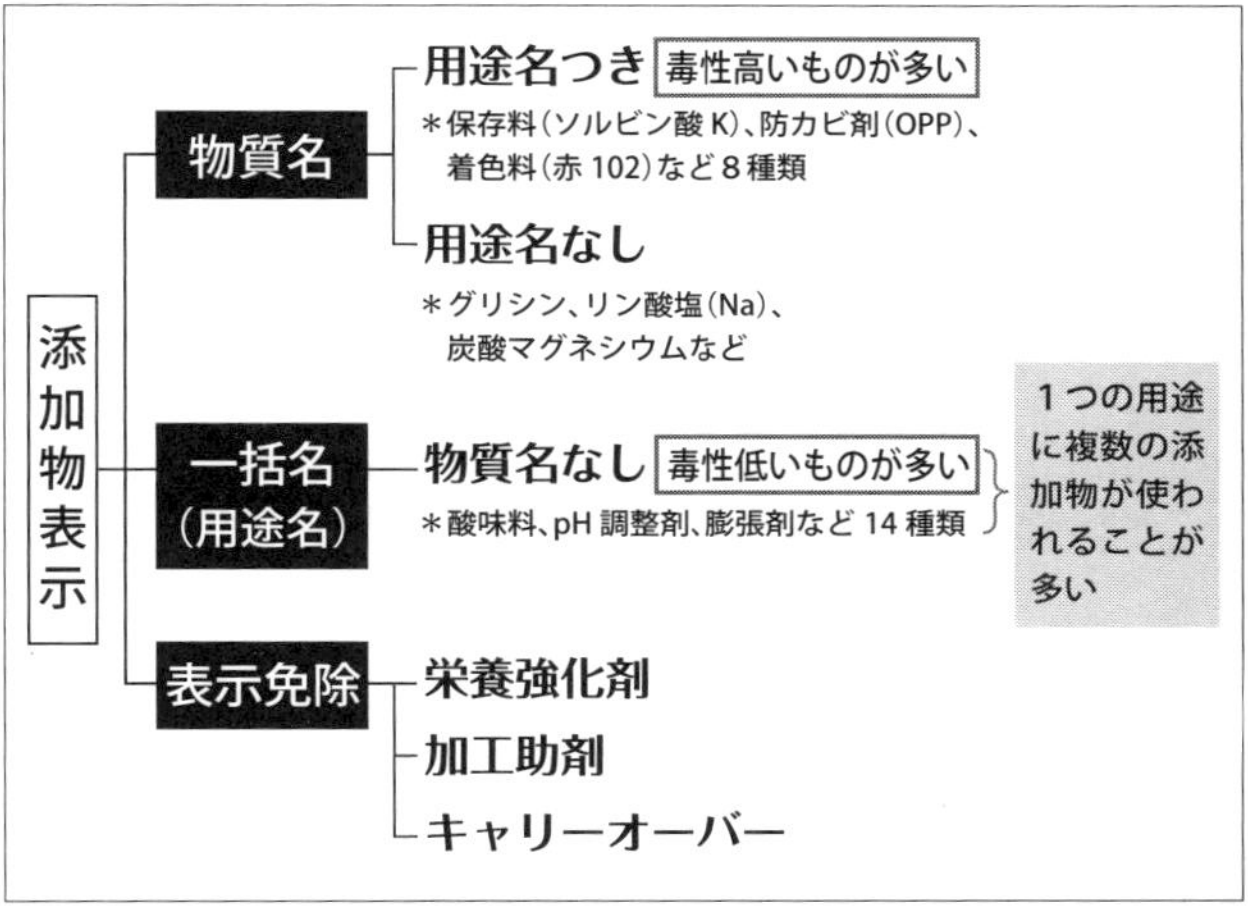


TBZ）」という表示になります。

## 「一括名」という盲点《もうてん》

物質名表示が原則の添加物ですが、実際には、物質名ではなく、「一括名」（用途名と同じ）の表示が認められているものが数多くあります。たとえば、紅しょうがに、クエン酸や乳酸といった酸味料が添加されていたとします。この場合、物質名ではなく、「酸味料」という一括名を表示すればよいのです。さらにリンゴ酸やコハク酸が添加されていても、「酸味料」でよいのです。

つまり、酸味料の添加物をいくつ使っても、「酸味料」とだけ表示すればよいのです。これを「一括名表示」といいます。こうした表示が認められているのは、次の添加物です。

**酸味料、調味料、香料、pH《ペーハー》調整剤、膨張《ぼうちょう》剤、乳化剤、イーストフード、かんすい、ガムベース、チューインガム軟化剤、豆腐用凝固《ぎょうこ》剤、**

### 苦味《くみ》料、光沢《こうたく》剤、酵素《こうそ》

一括名表示では、何が具体的に使われているのかわかりません。製品によっては10品目をこえる酸味料の添加物、あるいはpH調整剤の添加物が使われることもあります。しかし、「酸味料」や「pH調整剤」としか表示されません。したがって、使われている添加物の危険性がどの程度なのかを判断することが、ひじょうにむずかしいのです。

ただし、一括名表示の添加物の場合、用途名と物質名が表示される添加物に比べて、全般的に毒性が低いものが多くなっています。その点は、消費者にとって救いでしょう。

なお、一括名の表示が認められている添加物でも、メーカーが自主的に物質名を表示してもかまいません。豆腐用凝固剤は、物質名が表示されるケースが多くなっています。

添加物は、一つのものがいくつもの用途に使われるケースがあり、とくに一括名表示が認められている添加物には、そういうものが多くなっています。

「用途名つき物質名」あるいは「一括名」で表示される添加物以外の添加物は、物質名のみが表示されることになります。製造用剤のリン酸塩（Na）や炭酸マグネシウムなどが、これにあたります。

## 「表示免除」の裏ワザ

添加物の中には、使っても、表示が免除されるものがあります。それは次の三つです。

①**栄養強化剤**——食品の栄養を高めるためのもので、ビタミン類、アミノ酸類、ミネラル類があります。体にとってプラスになり、安全性も高いと考えられているので、表示が免除

されています。

②**加工助剤**――食品を製造する際に使われる添加物で、最終の食品には残らないもの、あるいは残っても微量で食品の成分には影響をあたえないものです。たとえば、塩酸や硫酸《りゅうさん》がこれにあたります。これらは危険性の高いものですが、食品添加物としての使用が認められていて、タンパク質を分解するなどの目的で使われています。

しかし、もし塩酸や硫酸が食品に残っていたら一大事です。そこで、水酸化ナトリウム（これも食品添加物の一つ）などによって中和《ちゅうわ》しています。塩酸や硫酸が中和によって取り除かれた場合、これらは加工助剤とみなされ、表示が免除されます。水酸化ナトリウムもなくなるので、これも加工助剤とみなされます。

ちなみに、毒性の強い殺菌《さっきん》料の次亜《じあ》塩素《えんそ》酸《さん》Naも加工助剤とみなされていて、表示が免除されています。

③**キャリーオーバー**――原材料に含まれる添加物のことです。たとえば、せんべいの原材料は、米と醤油《しょうゆ》ですが、醤油の中に保存料がふくまれていたとします。この際、保存料はキャリーオーバーとなります。そのため、表示免除となり、「米、醤油」という表示でよいのです。

このキャリーオーバーが、悪用されるケースがあります。たとえば、こんぶの佃煮《つくだに》を製造したとします。その際、保存料が添加された醤油をたくさん使えば、佃煮に保存料を添加したのと同じ効果をもたせることができます。しかし、「こんぶ、醤油」という表示で、法律上は問題ないことになります。

## 食品表示の読み解き方①

ハムチーズたまごサンド

消費期限：08. 5.20午前 2時
5.18午後 8時製造

(税込)
230円

1食当り熱量 295kcal 蛋白質 11.9g
脂質 18.9g 炭水化物 19.2g Na860mg

保存料・合成着色料は使用しておりません

名称：調理パン
原材料名：パン 卵サラダ ハム 茹卵 チーズ マヨネーズ グリーンレタス 黒胡椒入りドレッシング イーストフード 乳化剤 V.C 調味料（アミノ酸等） pH調整剤 グリシン 酸化防止剤（V.C） 糊料（増粘多糖類 アルギン酸Na） リン酸塩（Na） 香辛料 カロチノイド色素 コチニール色素 発色剤（亜硝酸Na）（原材料の一部に大豆 豚肉 りんご ゼラチンを含む）
消費期限：別途枠外に記載
保存方法：10℃以下
製造者：㈱○○○○○ ○○○○○ TEL○○○
○○○○○○○○○○○○○○○○○○ -○○○-○○○

原材料名は原則として、食品→食品添加物の順に、それぞれ重量割合の多い順に表示される

食品

食品添加物

アレルギー表示

**――― ＝物質名**

【使われ方】
「V.C」＝小麦粉の品質改良、「グリシン」＝うまみをつける＋保存性を高める、「リン酸塩(Na)」＝ハムの結着、「香辛料」＝全体の味つけ、「カロチノイド色素」＝マヨネーズまたはチーズの着色、「コチニール色素」＝ハムの着色

**▇▇▇ ＝用途名つき物質名（毒性高いものが多い）**

【使われ方】
「酸化防止剤(V.C)」＝ハムの酸化防止、「糊料(増粘多糖類、アルギン酸Na)」＝ドレッシングのとろみづけ、「発色剤(亜硝酸Na)」＝ハムの黒ずみ防止

**〰〰〰 ＝一括名**

【使われ方】
「イーストフード」＝パンをふっくら焼き上げる、「乳化剤」＝パンやチーズに使われる油分などを混ざりやすくする、「調味料(アミノ酸等)」＝うまみをつける、「pH調整剤」＝pH(ペーハー)を調整し、保存性を高める

## 食品表示の読み解き方②

| 名称 | 米菓 |
|---|---|
| 原材料名 | もち米、①しょうゆ、海苔、砂糖、でん粉、果糖、乾燥シソ葉、はっ酵調味液、②シソエキスパウダー、乾燥梅肉、梅酢、食塩、魚介エキスパウダー、③たんぱく加水分解物(大豆を含む)【ここまで 食品(食品扱い含む)】、調味料(アミノ酸等)、カラメル色素、パプリカ色素、酸味料、香料【ここまで 食品添加物】 |
| 内容量 | 20枚 |
| 賞味期限 | 枠外下部に記載 |
| 保存方法 | 開封前は直射日光、高温多湿をお避けください。 |
| 原産国名 | 中国 |
| 加工者 | ○○○○○株式会社　○○○工場<br>○○○○○○○○○○○○○○○○○○○○○○ |

①【キャリーオーバー】
「しょうゆ」＝この中に保存料が添加されている可能性あり
（本文p257参照）

②【使われ方】
「シソエキスパウダー」「魚介エキスパウダー」＝調味料。原料の植物や魚介類からうまみ（エキス）を抽出し濃縮したもの。食品扱いとなるが、キャリーオーバーの添加物がふくまれる可能性もあり

③【使われ方】
「たんぱく加水分解物」＝調味料。動物や植物のタンパク質を人工的に分解し、うまみ成分のアミノ酸にしたもので、食品扱いとなっている
（本文p212参照）

## 押さえておきたい落とし穴

あまり意識しない人も多いと思いますが、食品表示そのものがある食品とない食品とに分かれている点にも留意してください。

食品表示のあるもの——原則として「容器包装された加工食品」です。

食品表示のないもの——次の三つのケースでは、食品表示そのものが免除されます。

①漬物や佃煮、あめ、パンなど**店頭でバラ売りされている食品**。

②物産展のたらこ、明太子など**対面で量《はか》り売りされている食品**。

③スーパーの店内で作られた惣菜、弁当店で作られた弁当、レストランや食堂で出される料理など**店内で製造・調理された食品**。

たとえば、グレープフルーツやオレンジなどが山盛りで売られている場合には①にあたります（消費者自身が食品の内容を店員に口頭で確認できるから、という理由による。ただし、最近では、バラ売りの場合でも店側が自主的に添加物を表示することがふえている）。

これらの食品に、危険の高い添加物が使われていても、消費者には一切わかりません。本来ならすべて表示を義務づけるべきなのですが、なかなかむずかしいのが現状です。

本作品は当文庫のための書き下ろしです。

**渡辺雄二**（わたなべ・ゆうじ）
一九五四年に生まれる。栃木県出身。千葉大学工学部合成化学科卒業。消費生活問題紙の記者をへて、一九八二年にフリーの科学ジャーナリストとなる。食品・環境・医療・バイオテクノロジーなどの諸問題を提起しつづけ、雑誌や新聞に精力的に執筆。とりわけ食品添加物、合成洗剤、遺伝子組み換え食品などに造詣が深く、全国各地で講演も行っている。
著書には『食品添加物――安全神話の崩壊』（丸善）、『食品表示　ここを、こう見る』（河出書房新社）、『食品添加物の危険度がわかる事典』（KKベストセラーズ）、『ヤマザキパンはなぜカビないか』（緑風出版）、ミリオンセラーとなった『買ってはいけない』（共著、金曜日）などがある。

だいわ文庫

# 食《た》べてはいけない添加物《てんかぶつ》 食《た》べてもいい添加物《てんかぶつ》

いまからでも間《ま》に合《あ》う安全《あんぜん》な食《た》べ方《かた》

著者　渡辺雄二《わたなべゆうじ》
Copyright ©2008 Yuji Watanabe Printed in Japan
二〇〇八年七月一五日第一刷発行
二〇一二年一月二五日第一九刷発行
発行者　佐藤 靖
発行所　大和《だいわ》書房
東京都文京区関口一―三三―四 〒一一二―〇〇一四
電話 〇三―三二〇三―四五一一
振替 〇〇一六〇―九―六四二二七
ブックデザイン　鈴木成一デザイン室
写真　佐藤隆俊
本文印刷　慶昌堂印刷
カバー印刷　山一印刷
製本　小泉製本
ISBN978-4-479-30187-5
乱丁本・落丁本はお取り替えいたします。
http://www.daiwashobo.co.jp

だいわ文庫の好評既刊

*佐伯チズ
美肌カウンセリング25歳からの
どんな化粧品よりすごい！ 目をみはる効果に感動！ お肌の曲がり角は思っているよりも早い。佐伯式でもっと「きれい」へ一直線！
500円 1-2 A

*佐伯チズ
美肌カウンセリング35歳からの
三〇代は美に磨きをかけるとき。スキンケアはこう！ メイクのポイントはここ！ そして生き方も「きれい」の大事なエッセンスです！
500円 1-1 A

*佐伯チズ
美肌カウンセリング45歳からの
「私の美肌革命も四五歳からはじまった」……もっときれいに、もっと軽やかに生きる絶品のヒントあふれる本。魅力倍増の方法満載！
580円 1-3 A

*佐伯チズ
美肌カウンセリング55歳からの
佐伯式の底力を証明！ お肌も気持ちも一〇年前に！「きれい」をより魅力的にする、三〇代にも四〇代にも耳寄りな美肌術を公開！
580円 1-4 A

*佐伯チズ
佐伯チズの美肌カルテ1
ニキビ・吹き出物・毛穴
なんとかしたいお肌の悩みにカリスマ美肌師が直接答える。「佐伯式」は肌トラブルに強い。これまでにない美肌相談がここに完成！
600円 1-5 A

*佐伯チズ
佐伯チズの美肌カルテ2
赤み・紫外線シミ・塩害
放っておくと進行する肌老化。紫外線や汗による肌トラブルをすばやくリセット！ 佐伯式ケアなくして「きれい」は絶対望めない！
600円 1-6 A

*印は書き下ろし

定価は税込み（5%）です。定価は変更することがあります。

## だいわ文庫の好評既刊

＊印は書き下ろし

＊佐伯チズ
**佐伯チズの美肌カルテ3**
シミ・シワ・煙害（タバコ）
どんなに深～いお肌の悩みも、佐伯式ケアで万全！ お金をかけず安全に、ハリとツヤが戻ってくる「きれい」のエキスがたっぷり！
600円 1-7 A

＊佐伯チズ
**佐伯チズの美肌カルテ4**
乾燥・たるみ・加齢
いまのうちにどうにかしたい肌問題のかずかず。本書で肌の「美肌力」がめざめる！ 佐伯式なら、きれいに年齢は関係ありません！
600円 1-8 A

＊佐伯チズ
**20歳からの美肌ダイエットプログラム**
最短3日で肌が変わる！ はじめた人からきれいになれる「佐伯式」でイキイキ美肌！「SOSケア」も初公開の決定版きれい術！
600円 1-9 A

＊佐伯チズ
**30歳からの美肌ダイエットプログラム**
過去の手抜きケアと無防備な行動は三〇代に響く！ 乾燥と小ジワを最短三日で改善し、美肌と美ボディを取り戻す方法を徹底紹介！
630円 1-10 A

＊河合隼雄
**対話する生と死**
ユング心理学の視点
東と西、男と女、親と子…対話が不足すると深刻な摩擦が生じる。本書は、誰もの人生を後押し！ 河合心理学がもつ底力がここに！
740円 2-1 B

蔡志忠 作画
玄侑宗久 監訳
瀬川千秋 訳
**マンガ仏教入門**
仏陀、かく語りき
欲望をなくせば自由な境地が得られる。仏陀が弟子に語った言葉には現代を生きる知恵がいっぱい。仏教はこんなに新しくて面白い！
580円 3-1 B

定価は税込み（5%）です。定価は変更することがあります。

だいわ文庫の好評既刊

*北川哲史
北町裏奉行
渡月橋神田上水事件
深川と本所で集団疫病が発生し、多数の死者が出た。水船が運ぶ神田上水の余り水に毒物が混ざっていたのだ——。シリーズ第四弾！
680円
79-4 I

岩崎峰子
祇園の教訓
昇る人、昇りきらずに終わる人
祇園きっての名芸妓が明かす、一流の人の共通点、品格あるもてなしの術、トップに学ぶ生き方のヒント……。ベストセラー文庫化！
600円
80-1 D

*深堀真由美
朝ヨガ夜ヨガ
たちまち美肌ダイエット
ハリのある肌も、バストアップも、きれいなヒップラインも、セルライトのない脚も思いのまま。やせる体質、きれい体質になる本！
600円
81-1 A

*土屋敦
なんたって豚の角煮
極上&簡単レシピ
ウェブで人気ナンバーワンの豚の角煮。新進料理研究家が挑戦する垂涎レシピ！　豚肉の旨みを最大限に引き出す至福の角煮とは！
780円
82-1 A

*末永蒼生
色の力　色の心理
感情を喚起する赤、悲しみを癒す青……。色にはそれぞれ力がある。言葉にできない思いや忘れていた記憶にも、色が力を発揮する！
680円
83-1 B

*楠戸義昭
大奥炎上
江戸城の女たち
将軍の世継ぎは慶喜か家定か、慶喜か家茂か。幕末の大奥で女の戦いが繰り広げられた。篤姫、本寿院、瀧山、和宮らはどう生きたのか。
740円
84-1 H

*印は書き下ろし

定価は税込み（5%）です。定価は変更することがあります。

## だいわ文庫の好評既刊

R・ジョーンズ　G・ジョーンズ 共著　加藤諦三 訳・解説
**アメリカインディアン聖なる言葉**
大自然の中で「生」を享受してきた人々から学ぶ「人間の原点」と「生き抜く知恵」。迷いや苦悩から解放してくれる珠玉の言葉集！
680円 29-3 B

＊竹内一正
**松下！なぜ「危機を飛躍」にできたのか**
松下電器にいた著者だからこそ書ける、没落とV字回復の真実！ 現状打破に取り組む企業が学ぶべき教訓がくっきりと浮かび上がる！
680円 30-1 G

伊藤守　フジモトマサル 絵
**きっと、うまくいくよ**
気持ちをラクにする30の方法
「ポジティブ」なんて言葉に振り回されないで！ 「いいことなんて、なんにもない」と思ったときに、希望と勇気をもらえる本。
580円 31-1 G

伊藤守
**もしもウサギにコーチがいたら**
「視点」を変える53の方法
「知ることも知らない」人間を動かし、育てるには？ コーチングの第一人者による、「やる気」を引きだす目からウロコの育成術！
600円 31-2 G

養老孟司
**まともバカ**
目は脳の出《で》店《みせ》
解剖学の第一人者の目から見ると、とんでもなくいびつに生きている人間の姿があぶりだされる。人が生きのびる視点・考え方とは！
780円 32-1 C

養老孟司
**自分は死なないと思っているヒトへ**
知の毒
情報にふりまわされ、「時間」病にかかり、「生きている実感」を欠き……これから日本人はどうなる!? カチンカチンの世界は怖い！
780円 32-2 C

＊印は書き下ろし

定価は税込み（5%）です。定価は変更することがあります。

だいわ文庫の好評既刊

＊庄司タカヒト
頭がよくなる
1分間ふしぎマジック
こんなにふしぎなのに、とっても簡単。ウケる、楽しい、盛り上がる！ 場所を選ばず、だれにでもできる脳やわらかマジック三〇本！
680円
41-1 F

北芝健
日本警察
裏のウラと深い闇
警察内の「闇の仕置き人」、悪徳刑事とヤクザの危険な関係……。元刑事だからこそ書けた、にわかには信じがたい仰天の警察裏話！
740円
42-1 H

＊北芝健
ヤクザ極道学
現代人の裏教養
はたして、「ヤクザ」とはなんなのか――。学校ではけっして教えてくれないヤクザ社会の裏事情を、元警視庁刑事が明らかにする！
680円
42-2 H

＊岩中祥史
名古屋お金《カネ》学
「お値打ちケチ」の才覚
平成不況を独り勝ちした名古屋の秘密は、名古屋人の体にしみついた日本最強のケチ道だった！「もうちょっと、まからんかねえ」
580円
43-1 G

吉本隆明
ひきこもれ
ひとりの時間をもつということ
「ぼくも『ひきこもり』だった！」――思想界の巨人が普段着のことばで語る、一人の時間のすすめ。もう一つの社会とのかかわり方！
600円
44-1 D

安保徹
自分ですぐできる
免疫革命
自分の「免疫力」こそ、副作用なしの万能薬！世界的免疫学者が説く、病気にならない、病気を治す生き方！ 自分の体をガードする本！
680円
45-1 A

＊印は書き下ろし

定価は税込み（5%）です。定価は変更することがあります。

だいわ文庫の好評既刊

*印は書き下ろし

*風野真知雄
耳袋秘帖 八丁堀同心殺人事件
前代未聞の大事件が起きた。奉行所の与力や同心の組屋敷がある八丁堀で、同心二人が何者かに斬り殺されたのだ。シリーズ第二弾！
680円 56-2 I

*風野真知雄
耳袋秘帖 浅草妖刀殺人事件
凶悪な盗人の隠した金を、町奉行所の中間が使い込んだ。追われる身になった中間だが、奉行所には頼れない――。シリーズ第三弾！
680円 56-3 I

*風野真知雄
耳袋秘帖 深川芸者殺人事件
深川きっての売れっ子芸者力丸が忽然と姿を消し、さらに後輩芸者が殺された。力丸の身に何が起こったのか――。シリーズ第四弾！
680円 56-4 I

*風野真知雄
耳袋秘帖 谷中黒猫殺人事件
美人姉妹が住む谷中の〈猫屋敷〉で事件が発生した。五年前に起きた押し込み強盗の一件に、関係があるのか――。シリーズ第五弾！
680円 56-5 I

*風野真知雄
耳袋秘帖 両国大相撲殺人事件
有望な若手力士が殺された。殺しの手口は、名力士・雷電の得意技だ。雷電をワナにはめようとしたのは誰か――。シリーズ第六弾！
680円 56-6 I

*風野真知雄
耳袋秘帖 新宿魔族殺人事件
やくざが次々に殺害された。探索の過程で浮かび上がったのは、忍びとして北条家に仕えた風魔一族の子孫だった。シリーズ第七弾！
680円 56-7 I

定価は税込み（5%）です。定価は変更することがあります。

だいわ文庫の好評既刊

*遠藤喨及
気《き》心《しん》道《どう》
タオ療法の秘力
世界から「奇跡の手」といわれる著者が、体内の邪気を排出し、心身を癒し、好転させる「気の実践法」を公開。人生に加速がつく本。
650円
85-1 C

角川いつか
成功する男はみな、非情である。
政財界やマスコミに多くの人脈をもつ著者が目撃してきた知られざる「大物」の論理と行動。ホンモノの男はここまで冷徹になれる！
680円
86-1 D

佐川芳枝
寿司屋のかみさんと総理大臣 内緒の話
総理大臣が町の寿司屋の常連に！ 極上つまみ、職人芸の握り、ほっぺた落ちる旬のネタ、江戸前寿司と人情のおいしい話がたっぷり！
680円
87-1 D

*徳川宗英
徳川300年 ホントの内幕話
天璋院篤姫と和宮のヒミツ
田安徳川家十一代当主が明かす、徳川三百年真の舞台裏！ 時は幕末、江戸無血開城に導いた二人の女性の波乱に満ちた人生に迫る！
680円
88-1 H

*宮城賢秀
吉宗の隠密
先《さき》手《て》刺《せっ》客《かく》
吉宗を八代将軍にすべく隠密として暗躍する正木慎九郎。王政復古を望む公卿から放たれた刺客との死闘が始まる。シリーズ第一弾！
680円
89-1 I

*佳川奈未
今日からお金持ちになれる！
ハッピー生活術
財布☆金庫☆通帳 三種の神器で金運を呼び込む！
お金は稼ぐものではなく、呼び込むもの。頑張っているのにお金がたまらない人、必読！ お金持ちはみんなしている「生活術」があった。
580円
90-1 D

*印は書き下ろし

定価は税込み（5%）です。定価は変更することがあります。

だいわ文庫の好評既刊

*印は書き下ろし

*渡辺佳子
朝1分できれいになる 即効リンパマッサージ
ベッドでの1分、鏡の前での1分、通勤途中の1分でできる美顔ケア、美脚ケアなど、効果抜群の極上のビューティメニュー満載!
600円 95-1 A

*渡辺佳子
1分リンパダイエット リンパマッサージで気持ちよくやせる
おなかやせ1分、脚やせ1分、顔やせ1分! 裏切らないダイエットで別の体、新しい自分に! 自分の手だけで太らない体になる本!
630円 95-2 A

*藤沢あゆみ
恋9 恋はタイミングが9割
もてる女の子とそうではない女の子の違いはタイミングを読めるか読めないかだけ。タイミングを制して恋愛を制するテクニック満載。
580円 96-1 D

和田裕美
和田裕美の人に好かれる話し方 愛されキャラで人生が変わる!
世界No.2のセールスレディーが明かす究極のコミュニケーション会話術。話すより聞くのが会話の第一歩。もう話すのは怖くない!
600円 97-1 E

*早見俊
闇御庭番 江戸城御駕籠台《おかごだい》
天保の改革の時代、水野忠邦、鳥居耀蔵と闘う闇御庭番がいた! 菅沼外記たち闇御庭番と犬一匹が世直しに疾る。シリーズ第一弾!
680円 98-1 I

*早見俊
闇御庭番 天保三方領知替《てんぽうさんぽうりょうちがえ》
水野・鳥居の横暴「三方領知替」を阻止せんとする闇御庭番菅沼外記。庄内藩の命運を懸けた謎の黒鍬者との死闘!! シリーズ第二弾!
680円 98-2 I

定価は税込み(5%)です。定価は変更することがあります。

だいわ文庫の好評既刊

*早見俊
**闇御庭番 妖《よう》怪《かい》南町奉行**
「世直し番」を騙る同心連続殺人事件が発生。事件の裏で水野、鳥居による南町奉行失脚の陰謀が密かに進んでいた。シリーズ第三弾！
680円
98-3 I

あおぞらきりん
**3分でわかる運のちから**
人気ブログ「運の達人1000人に学ぶ今日の秘訣」から、あの成功者たちが行っていた運の力アップの法則を選りすぐりで。
580円
99-1 D

松永伍一
**老いの品格**
木々の声に耳を傾け、書や骨董に目をやり、感受性を大切にする。「戒老」から「快老」へ、理想の老いを過ごすための詩人の流儀。
680円
100-1 D

*樋口裕一他 編著
**クラシック名曲名盤独断ガイド ベスト3&ワースト1**
音楽を自腹で愛する最強の〝クラシック狂〟七人が名曲一五〇曲のベスト3&ワースト1を独断で選出！ ズバリ本音の辛口ガイド！
945円
101-1 F

*村咲数馬
**嘘屋絵師 国《くに》芳《よし》必殺絵巻流し**
鬼才絵師・歌川国芳の絵筆に隠された仕込み針が炸裂！ 白州で裁けぬ数々の悪行を裏で裁く「嘘屋」が暗躍！ シリーズ第一弾！
680円
102-1 I

*村咲数馬
**嘘屋絵師 鶴《かく》寿《じゅ》必殺狂歌送り**
嘘屋の元締・鶴寿に老中・水野忠成暗殺の密命が下る。鶴寿はじめ国芳、金四郎の前に不穏な闇が忍び寄る！ シリーズ第二弾！
680円
102-2 I

*印は書き下ろし

定価は税込み（5%）です。定価は変更することがあります。